了不起的中成药

马可迅·······主编

江苏凤凰科学技术出版社 · 南京

图书在版编目（CIP）数据

了不起的中成药 / 马可迅主编 .-- 南京：江苏凤凰科学技术出版社，2025.2.--ISBN 978-7-5713-4614-0

Ⅰ. R286

中国国家版本馆CIP数据核字第202459VW12号

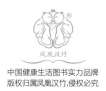

中国健康生活图书实力品牌
版权归属凤凰汉竹，侵权必究

了不起的中成药

主　　　编	马可迅
责 任 编 辑	刘玉锋
特 邀 编 辑	陈　旻　陈　岑
责 任 校 对	仲　敏
责 任 设 计	蒋佳佳
责 任 监 制	刘文洋

出 版 发 行	江苏凤凰科学技术出版社
出版社地址	南京市湖南路1号 A 楼，邮编：210009
出版社网址	http://www.pspress.cn
印　　　刷	南京新世纪联盟印务有限公司

开　　　本	720 mm×1 000 mm　1/16
印　　　张	16
字　　　数	200 000
版　　　次	2025年2月第1版
印　　　次	2025年2月第1次印刷

标 准 书 号	ISBN 978-7-5713-4614-0
定　　　价	49.80元

图书如有印装质量问题，可向我社印务部调换。

编委

主编

马可迅

医学博士，副主任中医师，南京薄荷中医诊所创始人

江苏省中医药学会基层中医药服务专业委员会常务委员

江苏省中医药学会中医药文化专业委员会委员

南京中医药学会科普专业委员会委员

副主编

朱星宇　南京中医药大学博士后、讲师

周鹏飞　医学博士，南京薄荷中医诊所副主任中医师

王淑兰　南京市第一医院中医针灸科副主任中医师

赵燕婷　上海中医药大学附属宝山医院中医师

自序

　　一提起中药，人们的第一印象往往是灵活多变的中药处方和飘散着浓浓药香的中药汤剂。

　　中药方剂是中医的精华，有着数千年的悠久历史。在确保方剂有效性的基础上，历代医家不断探索，将中药饮片按照一定的配伍原则、处方、工艺、标准加工制成适应证明确、剂型固定、质量稳定、保存及使用都很方便的中成药。

　　目前，《中华人民共和国药典：2020年版》收录的中成药有近1700种。对于每种中成药，解释最为详细的是其包装盒中附带的使用说明书。而要读懂它，对尚未系统了解中成药知识的普通读者来说，不是一件容易的事。在令人眼花缭乱的中成药中挑出适合自己病症的那一种，就更不容易了。

　　人非钢铁，总会生病，生病就常得吃药。但对生病该选择什么药吃，很多读者茫然无措。在临床工作中，我常常遇见因误听人言而吃错药的患者，对此感到十分忧心。有鉴于此，我组织团队编写了这本检索方便、内容客观、方法明确的中成药对症使用参考书。

　　本书以10多类常见疾病为线索和主题，对80多种常见经典中成药进行解读，详述了每种中成药的历史来源和药理知识，对其组方原则都用中医"君臣佐使"理论逐一拆解，展现了每剂药方的配比思路与中医智慧。为读者揭开这些药品的配伍、适应证、疗效、使用宜忌的神秘面纱，让读者选择用药不再困难。

本书以小病见大症，书中所有疾病症状都用心地以有趣的漫画呈现，帮助读者深入理解每种疾病不同证型的表现。同时，本书引经据典，借古人之智、用现代之法，讲解每种疾病不同证型的选药、用药思路。

本书以平实的语言、深入浅出的讲解，使深奥的中医知识独具现代魅力。翻阅本书，不论是学习中医理论，还是指导日常保健，读者都能有所收获。

因为篇幅的限制，更多疗效确切的中成药未能在这本书里进行介绍。且由于作者水平有限，书中难免出现不当之处，敬请专家、读者阅读后提出宝贵意见。

疾病的发展变化十分复杂，本书仅为读者理解中成药常识和使用中成药提供参考，不能用作治疗疾病的标准。针对具体用药，还请读者及时就医并谨遵医嘱。

马可迅

2025 年 1 月

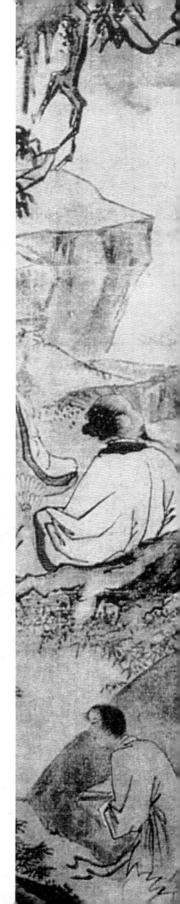

目录

拾贰 妇科疾病，中药调理颇相宜

拾叁 小儿用中药，选对了很安全

壹

· 家家离不开中成药

正本清源论古今，简便廉验中成药

单方四两拨千斤，中药配伍效更强

药方大小不均一，君臣佐使助分明

若要药品用得久，正确保存是关键

用药步骤虽然多，读懂说明排第一

中成药效果不同，服用时间有讲究

不同中成药剂型，服用方式有区别

成药并非保健品，用药辨证是关键

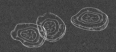

正本清源论古今，简便廉验中成药

提到"吃中药"，很多人的脑海里会浮现这样的画面：某人端着一碗黑黑的、浓浓的药汤，捏着鼻子喝下去，喝完还喊苦。这碗药汤的处方是由当地有名的老中医通过望闻问切、根据患者的病情开出来的。患者按方抓药后，将多种饮片（经过加工处理切制而成的片、丝、块、段状中药）加水熬成药汤喝进肚子里。

◈ 中成药简便廉验，适合现代人使用

中医开方讲究一人一方，属于个体定制，体现了灵活性的特征，但每次服药时需要提前熬煮饮片，费时费力。

与还需熬煮的饮片相比，中成药有许多优点，如配方固定、易携带、易保存、使用方便，能准确治疗某种或某类疾病。概括起来就是"简便廉验"。

◈ 中药、中药材、中成药，三者有区别

想要了解中成药，就需要明白中药、中药材、中成药的区别。

中药，古称"本草"，是指在中医学理论指导下用来防治疾病的药物。主要为天然药及其加工品，包括植物、动物、矿物及部分化学或生物制品等。包括中药材、中药饮片和中成药等。

人参饮片是常见的保健品，一些体虚的老年人用它泡水喝可以起到强身健体的作用。

中药材，即未经加工或未制成成品的中药原材料，如人参、杜仲、金银花、甘草等。

中成药，即中药成方制剂，是将中药饮片按照一定的配伍原则、处方、工艺、标准加工制成的药品，如逍遥丸、乌鸡白凤丸、六味地黄丸、理中丸、云南白药等。中成药一般有固定配方和固定剂型，剂型有丸剂、散剂、膏剂、胶囊剂、片剂、颗粒剂、胶剂、糖浆剂、合剂、酒剂、酊剂、露剂、茶剂、注射剂、栓剂、气雾剂、喷雾剂等。中成药是我国历代医药学家经过千百年医疗实践创造、总结的有效方剂的精华。

很多常见中成药是根据著名方剂制作而成的。如逍遥丸是根据《太平惠民和剂局方》中的逍遥散制成的，有疏肝解郁之效。

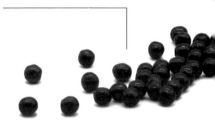

◈ 中成药最早的记录出现在商代

在殷墟出土的商代甲骨上，就有"鬯其酒"（"鬯"读作chàng，是用香草和黑黍酿成的酒，用于祭祀）的记载，这是目前发现的最早的关于中成药的记录。

在几千年的发展进程中，中成药兼收并蓄、创新开放，实现了自然科学与人文科学的融合统一，蕴含了中华民族深邃的哲学思想，也体现了中华文明积极进取的特征。

◈《黄帝内经》记录了13首方剂

《黄帝内经》（现分为《素问》《灵枢》两书）是中医理论的奠基之作，由于成书年代早，全书只总结了13首方剂，但涉及丸、散、膏、丹、酒等多种剂型，其中最具有代表性的就是"四乌鲗骨一藘茹丸"（"鲗"读作zéi，"藘"读作lú。此方是《素问》里的第一方，而《黄帝内经》是我国现存的第一部医药典籍，所以此方堪称中医史上的"最中之最"）。乌鲗骨就是乌贼骨，藘茹是茜草，四乌鲗骨一藘茹丸就是将乌贼骨和茜草按照4:1的比例制成的药丸。此丸用于治疗月经不调，是非常标准的中成药。直到今天，四乌鲗骨一藘茹丸仍在妇科处方中使用，可谓历久弥新。

◈ 马王堆汉墓出土的《五十二病方》说明中成药在汉代已得到广泛应用

到了汉代，中成药的品种和剂型开始丰富起来。在长沙马王堆汉墓出土的《五十二病方》里，专家们发现了包括丸、饼、曲、酒、油膏、丹、胶等多种剂型在内的固定成方。此时，中成药不仅在中原地区使用，在边疆地区也得到了广泛推广。在我国居延遗址出土的汉简里有这样的记载：西域军事要塞的士兵生病了，医生巡诊，给他们服用各类中成药，解决了边疆地区缺医少药的问题，士兵们服药也更加方便。

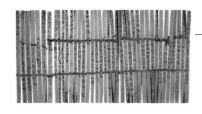

居延汉简被誉为20世纪中国档案界的"四大发现"之一。

◈ 医圣张仲景著述的《伤寒杂病论》
记录的中成药数量丰富、贴近生活

东汉末年,医圣张仲景撰写《伤寒杂病论》,书中处方数量丰富,记载了数十种中成药,涉及丸剂、散剂、酒剂、洗剂、熏剂、栓剂等剂型,贴近百姓生活。这说明东汉时期中成药的使用已经非常普遍。

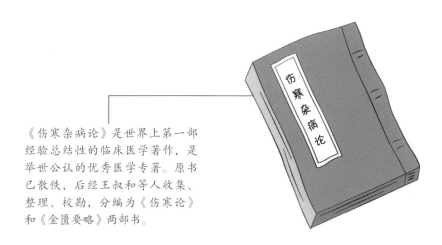

《伤寒杂病论》是世界上第一部经验总结性的临床医学著作,是举世公认的优秀医学专著。原书已散佚,后经王叔和等人收集、整理、校勘,分编为《伤寒论》和《金匮要略》两部书。

◈ 宋朝官方编制
世界上第一本中成药标准书《太平惠民和剂局方》

经过几百年的发展,到了宋代,中成药被推向专业化高峰。公元1076年,北宋朝廷主导开设"太医局熟药所",这是中国历史上最早建立的中成药制药厂,归太府寺管辖,负责中成药的制作、保管和出售。公元1103年,熟药所增至七所,其中两所改名"医药和剂局"。1136年,南宋朝廷在临安重建药局五所,后改名为"太平惠民局"。官办药局制作的中成药品质高、价格亲民,不仅面向达官贵人,更惠及百姓。中成药产业给宋朝官方带来了丰厚的经济回报,也给普通百姓的健康带去了保障。

后来，和剂局将官方中成药方整理汇总，编制成一部著名的方书——《太平惠民和剂局方》。这是世界上第一部由官方主导编纂的中成药标准书。此书记载了700多首中成药，包含药名、组成、功效、主治等内容，还记载了中成药炮制、制剂、调剂等方面的技巧。今天广为人知的逍遥丸、藿香正气水、平胃散、十全大补丸、参苓白术丸、二陈丸、小活络丹等药均出自此书。

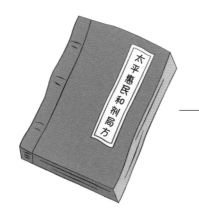

《太平惠民和剂局方》是我国第一部成药典。

❖ 明清时中成药体系日趋成熟

经过元、明、清几代医家的努力，中成药体系越来越成熟。明代的《普济方》(中国历史上最大的方剂书籍)记载了6万多首药方，其中有相当比例是中成药。

❖ 现代建立了中成药研发和创新体系

到了现代，中成药的传承与发展呈现出蓬勃生机。广大中医科研院所与医药企业，对传统中成药进行深入研究和创新，新工艺、新辅料、新技术得到长足发展，中成药的质量控制和检测方法、药理和成分分析研究等都取得丰硕成果，中成药工业化生产体系成功建立，很多优秀的中成药走向世界，蜚声海外。

单方四两拨千斤，中药配伍效更强

很多人在日常养生及治病的过程中，喜欢用中药单方，认为"单方气死名医"。诚然，有不少单方可以四两拨千斤，对某些疾病有着显著的疗效。但是，仅用一味药，药效往往有局限性，难以兼顾疾病的方方面面。这时候，中药配伍的妙处就呈现出来了。

❖ 中药配伍妙处多

在中医学理论指导下，按照病情的不同需要和药物的不同特点，有选择地将两味及以上药物搭配在一起，成为固定的组合，这就是配伍。经过配伍的中成药能够全面发挥药物性能，增强药物疗效，抑制或消除药物的毒副作用，扩大治疗范围，适应复杂病情。

❖ 中药配伍有七情

中成药配伍的基本内容是"七情"。在大约两千年前的汉朝，中国历史上最早成体系的中药学著作《神农本草经》成书。

《神农本草经》是中医四大经典著作之一、中国最早成体系的中药学著作。

单行（也叫"独行"）

单行，就是单用一味药来治疗某种病情单一的疾病。对于病情比较单纯的病证，往往选择一种针对性较强的药物即可达到治疗目的，比如独一味胶囊、断血流片等。

相须

相须，是指功能类似的药物配合使用之后可以起到协同作用。比如二至丸，仅用女贞子、墨旱莲两味药。其中女贞子甘苦而凉，善滋补肝肾之阴；墨旱莲甘酸而寒，既可补养肝肾之阴，又可凉血止血。二药性质平和而略偏寒凉，补养肝肾而不滋腻，且中医学理论中，阳以阴为根，故二药合在一起成平补肝肾之剂，有补益肝肾、滋阴养血的作用，广泛用于肝肾阴虚造成的眩晕耳鸣、咽干鼻燥、腰膝酸软、更年期综合征等。

相使

相使，就是用一味药物作为主药，再搭配其他药物放大、增强主药的效果，比如玉屏风口服液。方中黄芪补气升阳、固表止汗，是为君药；白术健脾益气、止汗，与黄芪合用，可增强黄芪固表止汗之功；防风走肌表而散风邪，可辅助黄芪增强祛散风邪之力。诸药配合成方，固表不留邪，祛邪不伤正，可以增强对肺脾气虚、肌表不固、自汗不止、气虚感冒的疗效。

相恶

相恶，即两种药物合用时，一种药物与另一药物相互作用而致原有药物功效降低，甚至丧失药效。如人参恶莱菔子，因莱菔子能削弱人参的补气作用。

相反

相反，即两种药物合用能产生毒性反应或副作用，如"十八反"中的若干药物。

目前认为，金代张子和《儒门事亲》中的"十八反"歌是较早用"十八反"之名概括相反药物的记载。歌云："本草名言十八反，半蒌贝蔹芨攻乌，藻戟遂芫俱战草，诸参辛芍叛藜芦。"其含义是：乌头(包括川乌、草乌、附子)反半夏、瓜蒌、贝母(川贝母、浙贝母)、白蔹、白及；甘草反大戟、芫花、甘遂、海藻；藜芦反人参、丹参、沙参(南沙参、北沙参)、苦参、玄参、细辛、芍药(白芍、赤芍)。在明代初期，医家刘纯《医经小学》中记有"十九畏"歌一首，歌云：

硫黄原是火之精，朴硝一见便相争。

水银莫与砒相见，狼毒最怕密陀僧。

巴豆性烈最为上，偏与牵牛不顺情。

丁香莫与郁金见，牙硝难合京三棱。

川乌草乌不顺犀，人参又忌五灵脂。

官桂善能调冷气，若逢石脂便相欺。

大凡修合看逆顺，炮爁炙煿要精微。

相恶和相反都是不良的配伍方式，因此在中成药实际运用当中，要根据具体情况，避免出现这些现象。

相畏、相杀

相畏，即一种药物的毒性反应或副作用能被另一种药物减轻或消除。相杀，即一种药物能减轻或消除另一种药物的毒性反应或副作用。

相畏、相杀实际上是就药物的相互作用而言的，是同一配伍关系的两种提法。例如，复方鲜竹沥液当中用到了生半夏和生姜。生半夏对于燥湿化痰有着非常好的作用，但是有小毒，长期服用可能会引起身体不适，在配伍中加入生姜，生半夏的毒性会被生姜消除，被称为生半夏畏生姜；反过来说，生姜抑制了生半夏的毒性，称为生姜杀生半夏。

❖ 中成药通过配伍增强药力、减轻毒性

总而言之，中成药作为反复验证过的有效方剂，或者使用功用相近的药物配伍增强治疗作用，或者利用几种药物在某些方面具有一定协同作用增强治疗作用。比如，麻黄和桂枝相配，通过开腠和解肌协同，相比单用麻黄或者桂枝，发汗力明显增强。通过配伍可以控制药物发挥功用的方向，从而降低临床运用方药的随意性。同时，运用配伍还可以有效控制药物的毒副作用。合理的中药配伍可以达到增强药物疗效、减轻药物毒副作用的目的，为人们的健康保驾护航。

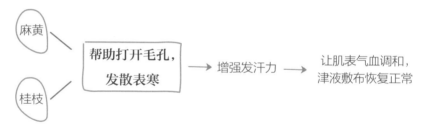

药方大小不均一，君臣佐使助分明

中成药有由一味药构成的，也有由三五味药构成的，甚至还有由几十味药构成的。多种药物到底是依据什么标准组合起来的？很多中医爱好者对这个问题很感兴趣。而要弄明白中成药的药物组合，就要先弄清"君臣佐使"理论。

◈ "君臣佐使"是中医组方原则

"君臣佐使"原则最早见于《黄帝内经》。对此，明代著名医学家张介宾所撰《类经》中说："主病者，对证之要药也，故谓之君。君者味数少而分两重，赖之以为主也。佐君者谓之臣，味数稍多而分两稍轻，所以匡君之不逮也。应臣者谓之使，数可出入而分两更轻，所以备通行向导之使也。此则君臣佐使之义。"在中医漫长的发展历程中，有很多方剂是医家依据君臣佐使理论组合而成的，反过来，对于有效方剂，又可以通过君臣佐使理论进行分析。

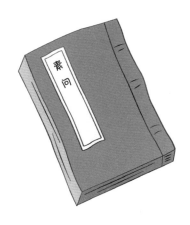

《素问·至真要大论》中说："主药之谓君，佐君之谓臣，应臣之谓使。"君药养命，臣药养性，佐使治病，君臣佐使是方剂配伍的基本原则。

❖ 中药方剂中的"君臣佐使"

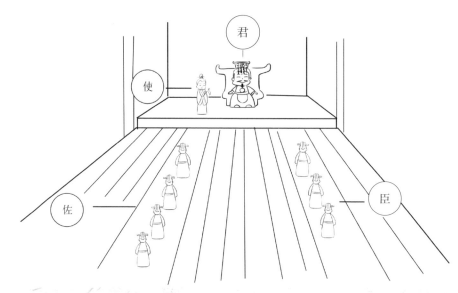

君药
即对处方的主证或主病起主要治疗作用的药物。它体现了处方的主攻方向，是方剂中不可缺少的药物。

臣药
臣药的意义有二：一是辅助君药加强治疗主病或主证；二是针对兼病或兼证起治疗作用。

佐药
佐药的意义有三：一为佐助药，也就是协助君药、臣药加强治疗效果，或直接治疗兼证的药物；二为佐制药，也就是消除或减轻君药、臣药毒性或副作用的药物；三为反佐药，也就是根据病情需要使用的与君药药性不同而又能在治疗中起相辅相成作用的药物。

使药
使药的意义有二：一是引经药，也就是能够引导方中诸药直达疾病所在的药物；二是调和药，也就是可以调和诸药药性，将方剂中多种药物作用捏合起来的药物。

在组方的时候, 君药宜少, 一般只用一味。若病情较为复杂, 亦可用一味以上。君药味数不宜过多, 多则药力分散, 影响疗效。臣药味数可多于君药, 佐药常多于臣药, 而使药则一两味足矣。

❖ 视病情、治法定具体药味

每首方剂中, 君、臣、佐、使药是否齐备及具体药味多少, 应当视病情需要、治法变化而定。一般而言, 一首方剂中, 君药是必备的, 在剂量上往往有优势, 而臣、佐、使药并非齐备的。有些方剂中, 君药或臣药本身就兼具佐药或使药的作用, 佐药和使药也常有交叉。

但是, 需要注意的是, 千万不能机械地应用君臣佐使理论。比如, 有的中成药只由一味药或两三味药构成, 不需要用君臣佐使理论进行分析; 有的中成药, 药物组成比较复杂, 有几十味之多, 来源于经验积累或长期应用, 已被证明有效, 不需要非得分清哪些是臣药, 哪些是佐药。还有一些中成药来自现代临床药理实验, 它的理论依据不完全来自传统医学, 所以未必非得用君臣佐使理论来解读。

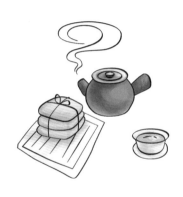

若要药品用得久，正确保存是关键

很多家庭会购买一些中成药以备不时之需，但对中成药的储存往往凭借日常经验。比如，会将中成药随意地摆在桌上、床头、抽屉里，甚至敞着盖子，导致中成药变质。

◈ 要会看药品说明书上"贮藏"这一项

药品说明书中的保质期是指药品在拆封前按照规定条件贮藏可以保存的时间。有的人看到说明书上的药品保质期是2~3年，便认为药品拆封后可以慢慢吃。其实，药品一旦拆封，如果保存条件不合适，就极易变质，轻则影响药效，重则危害身体健康。因此，想要在家里正确储存中成药，要会看药品说明书。

一般情况下，贮藏中成药的总原则是，拆封后的中成药需要盖好盖子，放置在密封、干燥、阴凉的环境中。

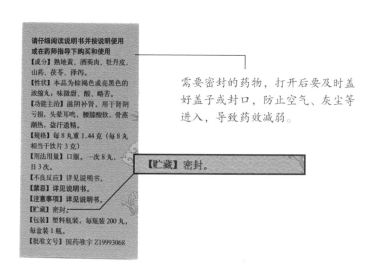

请仔细阅读说明书并按说明使用或在药师指导下购买和使用

【成分】熟地黄、酒萸肉、牡丹皮、山药、茯苓、泽泻。

【性状】本品为棕褐色或亮黑色的浓缩丸；味微甜、酸、略苦。

【功能主治】滋阴补肾，用于肾阴亏损，头晕耳鸣，腰膝酸软，骨蒸潮热，盗汗遗精。

【规格】每8丸重1.44克（每8丸相当于饮片3克）

【用法用量】口服，一次8丸，日3次。

【不良反应】详见说明书。

【禁忌】详见说明书。

【注意事项】详见说明书。

【贮藏】密封。

【包装】塑料瓶装，每瓶装200丸，每盒装1瓶。

【批准文号】国药准字Z19993068

需要密封的药物，打开后要及时盖好盖子或封口，防止空气、灰尘等进入，导致药效减弱。

【贮藏】密封。

除了学会看药品说明书的推荐贮藏方式，遵循中成药的一般贮藏总原则，还要注意以下四个影响药物贮藏的关键因素。

◈ 温度——对药品质量影响非常大

温度对药品质量影响非常大。储存药品时，环境温度每升高10℃，药物中的化学成分发生反应的速度就会提高3~4倍，从而加速药品变质，使保质期大大缩短。但这并不代表药品储存的温度越低越好，不同剂型的药物有不同的保存温度。

说明书里出现的"阴凉处""冷处""常温"等名词，提示了适合药品保存的温度。

阴凉处：温度不超过20℃。

冷处：温度在2~10℃。

常温：温度在10~30℃。

一般情况下，多数药物适合在温度较低的环境中保存。温度升高，超过35℃，药品就容易霉变、泛油，胶剂、膏药会融化变软，含有挥发性成分的药物会散失气味，胶囊剂会发生粘连，等等，从而降低药效。

然而，并非所有中成药都怕热，糖浆剂就是例外。糖浆剂在环境温度较低时会出现沉淀、结晶的现象，导致药物浓度不均，患者服用时剂量不准确，从而影响疗效。

◈ 湿度——保持干燥，防止吸潮

有的人喜欢将中成药放在冰箱中保存，认为这样有利于药物保质。其实，这仅仅考虑到了温度对药物的影响，却忽略了湿度对药物的影响。冰箱里一般湿度比较大，如果药物没有密封，就特别容易吸潮变质。因此，将药物放在冰箱里保存，一定要防止水分进入。

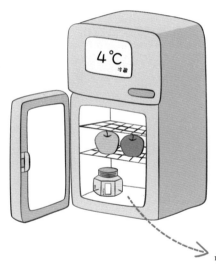

冰箱冷藏室常规温度为 4℃，相对湿度为 40%~80%。如果冰箱使用时间较长，湿度往往会保持在较高的状态，因此放进冰箱的药物一定要密封好。

相对湿度为 40%~80%

散剂、颗粒剂等吸潮后特别容易凝结成团块，膏药吸潮后容易滋生霉菌，当环境湿度超过75%，而药物包装不严密时，药物就会吸潮，继而容易在适宜的温度下出现霉变、虫蛀。而药品存放在室温环境中，也要注意密封，防止吸潮。

◈ 空气——做好密封，避免氧化

中成药成分比较复杂，在空气中氧气的作用下，再结合合适的温度与湿度，特别容易出现霉变、虫蛀等现象。因此，中成药一般要密封保存，既要防止受潮，又要防止氧化。

◈ 光照——避光，不可被光线直射

太阳光中的紫外线会加速中成药中一些成分的分解氧化。长时间被光线直接照射，含油脂的中成药可能会酸败变质，酒剂会变得混浊，一些含有色素的中成药会变色。因此，中成药一般都须避光保存，特别是那些棕色瓶装的中成药，更要注意避免光照。

棕色玻璃瓶的透光率最低，可以阻挡紫外线和可见光，且密封效果较好，可最大程度保证药效，适合储存丸剂、片剂等。

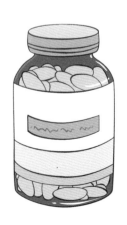

以上就是中成药保存时需要注意的几点。密闭、干燥、避光的阴凉处有利于中成药保存。如果家里有没吃完的中成药，赶紧密封好，放置在合适的环境中贮藏吧。

用药步骤虽然多，读懂说明排第一

不少人有了小病小痛后会去药店购买中成药，这些中成药多数是非处方药，即有OTC（*英文"over the counter drug"的首字母大写缩略版，意思为非处方药。非处方药分为甲类非处方药和乙类非处方药，分别标有红色和绿色OTC标记*）标记的药物。非处方中成药具有安全性高、不良反应小等特点，不需要医生处方就可以购买使用。

不少人在购买中成药后，往往会忽视服药细节，比如每次服用多少，一天服几次，服用多长时间为一个疗程。中成药剂型各异，服用量差异较大。有的人服药凭感觉和经验，有的人则不敢加大剂量，生怕吃出问题来。

服药步骤看似复杂，其实最重要的第一步就是读药品说明书。说明书包含很多内容，主要掌握以下几点就可以了。

◈ 关注禁忌及注意事项，保证安全

禁忌项表述的内容是服药时绝对禁止做的事情。比如，牛黄解毒片的禁忌项写着"孕妇禁用"，意思就是孕妇绝对不能服用。大多数中成药的禁忌项写着"尚不明确"，那服药时就不用纠结。

注意事项一般会列出饮食注意事项、特殊疾病患者、老人和孕妇等特殊患者、服药时间等信息。比如，六味地黄丸的注意事项写明感冒发热的患者不宜服用。如果您正感冒发热，那么最好不要服用六味地黄丸，或者咨询医生后服用。

◈ 看清功能主治，用药才对症

翻看中成药说明书，要认真读"功能主治"一项，尤其是要关注"用于"或"症见"之后的内容。比如，小柴胡颗粒的说明书中说，症见寒热往来、胸胁苦满、食欲不振、心烦喜呕、口苦咽干。对照症状描述，可以判断自己是否适合服用某药物。

◈ 用法用量很关键，保证药效

"用法用量"会规定服药的方式及剂量、次数。比如，牛黄解毒片的说明书上，用法用量一项写着"口服"，就是服药方式；"一次3片，一日2~3次"就是服药剂量与次数。按照说明书说明的方式服用药品，让口服就口服，让外用就外用，才能保证用药安全与有效。

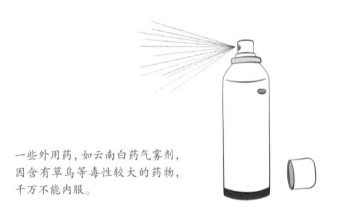

一些外用药，如云南白药气雾剂，因含有草乌等毒性较大的药物，千万不能内服。

◈ 成分看仔细，避免重复用药

大多数中成药是由多种中药材制成，因此同时服用几种中成药的时候，要认真阅读药品说明书上成分项的内容。成分项会列出组成中成药的单味药，有些功能主治相近的中成药会含有同样的单味药，因此认真阅读说明书可以避免重复服用某些单味药。

◈ 合理看待不良反应，避免恐慌

有些人一看到药品说明书上的"不良反应"就会恐慌，以致不敢服用药物。其实，完全没有必要为药物的不良反应纠结，俗话说"是药三分毒"（意在提醒人们用药的时候要小心谨慎，不可大意滥用），使用药物就是在治病与不良反应之间做选择。

所谓"不良反应"，是指按正常用法、用量应用药物预防或治疗疾病时发生的与治疗目的无关的有害反应，是很难避免的。一般情况下，药物治疗疾病的利远远大于不良反应的弊。

当然，多数OTC类中成药的不良反应是"尚不明确"。这是因为，一般情况下，只要在正确辨证的基础上，按照规定的用法用量服用中成药，就不会出现明显的不良反应。

◈ 从上往下依次阅读说明书

读药品说明书的时候，应该从第一项依次往下认真阅读。除了以上列举的几项关键条目，药品说明书上还会有药品名称、性状、药物相互作用、包装、有效期、执行标准、批准文号、生产厂家等信息。请牢记，不要吃过期药品。

当然，最后需要强调的是，如果仔细阅读说明书后仍然有不懂的地方，请不要擅自服药，而要咨询医生或药剂师后再服药。

中成药效果不同，服用时间有讲究

在不同的时间服用中成药，药效有所不同。一般情况下，大多数中成药按照说明书的要求服用就可以。当然，也有部分中成药不宜与食物一起服用，因为食物会影响药物成分的吸收与药效的发挥。

中成药应该饭前服还是饭后服，其实是有讲究的。但无论是饭前服还是饭后服，都要和吃饭的时间间隔30分钟以上。

◈ 适合饭前服用的中成药

补益类药物：饭前服用有利于药物的吸收，如金匮肾气丸。当人吃饱了再吃补益类药物的时候，会因身体忙着吸收食物中的营养物质，从而影响药物发挥药效。

祛痰药：饭前服用，药物会刺激胃肠道黏膜，促进支气管分泌黏液，从而稀释痰液，降低痰液黏稠度，使痰液更易排出，达到祛痰的目的，如解郁化痰丸。

开胃药：吃这类药就是为了打开胃口，提振食欲，当然应该在饭前吃。在饭前吃可以起到健脾开胃的作用，如健脾丸。

制酸类药物：饭前吃用来治疗消化系统疾病的制酸类药，有利于减少胃酸对胃黏膜的刺激，如神曲胃痛片。

❖ 适合饭后服用的中成药

消食导滞类的药物： 这类药就是用来促进消化的，胃里有食物，药效才能发挥，比如保和丸、枳实导滞丸等。

刺激胃黏膜的药物： 在饭后服用时，胃中有食物，可以缓和药物对胃黏膜的刺激。现在这类药物一般会制成胶囊剂以减少对胃黏膜的刺激。

❖ 适合空腹服用的中成药

有些中成药要空腹吃。比如润肠通便类药物麻仁丸(含有火麻仁、苦杏仁、大黄等，具有润肠通便之功效，主治肠燥便秘。孕妇禁用)，空腹服用有利于清除肠道里面的积滞。又如驱虫类药物使君子丸，一般早晨空腹服用，这样有利于驱虫。

❖ 其他需要注意服用时间的中成药

镇静安眠类中成药适宜在睡觉前30~60分钟内服用，这样入睡时药物正好开始起作用。解表药则是越早吃越好，才可以及时祛除病邪。止泻药也应该及时服用，但是不腹泻时就应该停止服用。

不同剂型中成药，服用方式有区别

日常生活中常见的中成药剂型有丸剂、胶囊剂、片剂以及颗粒剂，等等。其中，片剂与胶囊剂服用较为简单，按照药品说明书的要求服用就行。

◈ 胶囊剂

不要将胶囊里面的药粉倒出来服用，应该整颗吞服。

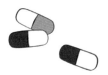

◈ 片剂

除非说明书上明确写了可以掰开服用，一般情况下片剂不可掰开服用。

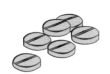

泡腾片属于片剂的一种，如清开灵泡腾片，用40℃左右的温水溶解后再服用即可。千万不要直接口服，因为泡腾片遇水会产生大量气体，有引发窒息的风险。

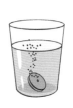

◈ 散剂

散剂有内服和外用之别。内服散剂有冲散和煮散两种服用方式。外用散剂，比如如意金黄散等，一般按照说明书的要求使用即可。请注意，由于多数外用散剂含有药性猛烈的药物，所以千万不可内服。

❖ 丸剂

丸剂有蜜丸、水丸、水蜜丸、糊丸、蜡丸、微丸、浓缩丸等。大的蜜丸直径2厘米左右，重3~9克，比如止咳橘红丸，一颗就有6克，用法只写了"口服，一次2丸，一日2次"。很多人犯了难，这该怎么吃呢？难道整颗吞服？还是像吃馒头一样嚼着吃，或者切成小块就着温水吃？其实，只要不整颗吞服就可以。整颗吞服容易噎住，也不利于药物成分的吸收。其实蜜丸当零食嚼着吃，切成小块吃都可以。蜜丸加了蜂蜜，吃起来口感还不错。

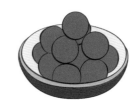

❖ 颗粒剂

颗粒剂通常是开水冲服，一次若干克，一日若干次。对此，很多人会有疑问：冲服时该加多少水？冲服后杯子底部的"沉淀物"可以吃吗？

服用颗粒剂该加多少开水，儿童和成人有所差别：儿童每剂为100~200毫升，成人每剂一般为300毫升。杯子底部的"沉淀物"也不能浪费，要一起服用，因为颗粒剂是中药材经过加工提取得来的，将那些不溶于水的有效成分丢弃很可惜，还会影响药效。

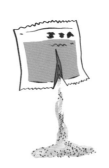

药品并非保健品，用药辨证是关键

有些人在了解中成药的好处之后，想当然地认为中成药都是久经考验、疗效确切、副作用较小的，可以长期服用。也有一些不良营销人员，为了提高销量，夸大中成药的疗效，回避其毒副反应。这会使很多人走入误区，认为中成药等同于保健品。但事实并非如此。虽然中成药服用方便、毒副作用小，受到广大患者朋友的青睐，但是也应该遵循中医学理论辨证使用，确保安全和疗效。

◈ 不可夸大中成药的疗效，回避其毒副作用

中成药，归根结底是中药成方制剂，都有其适用范围。例如，人们熟悉的六味地黄丸，历史悠久的它诞生于宋代，安全性和有效性经过了上千年的验证，但这并不意味着服用它后不会产生副作用。六味地黄丸是滋阴补肾之药，脾胃虚寒或者阴盛阳虚的人服用后容易产生不良反应。

六味地黄丸组方为熟地黄、酒萸肉、牡丹皮、山药、茯苓、泽泻，主要有滋阴补肾的功效。平时畏寒怕冷、喜温、面色白的人则不适合服用。

2021年，国家药品监督管理局发布的关于修订六味地黄制剂说明书的公告中，新增了13种不良反应的内容。

消化系统：恶心、呕吐、腹泻、腹痛、腹胀、胃肠不适、食欲不振、便秘等。

免疫系统：皮疹、瘙痒、过敏等。

其他：头痛、心悸等。

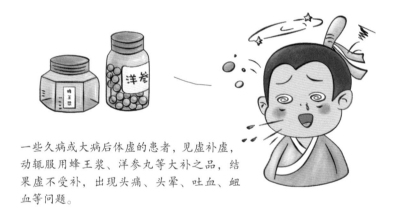

一些久病或大病后体虚的患者，见虚补虚，动辄服用蜂王浆、洋参丸等大补之品，结果虚不受补，出现头痛、头晕、吐血、衄血等问题。

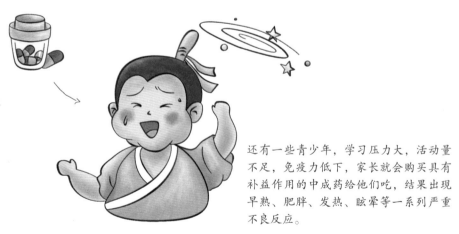

还有一些青少年，学习压力大，活动量不足，免疫力低下，家长就会购买具有补益作用的中成药给他们吃，结果出现早熟、肥胖、发热、眩晕等一系列严重不良反应。

◈ 自行购买，懂点中医药知识更佳

如今，去药店购买药物的人越来越多，但很多人缺乏基本的中医药知识，在选择中成药的时候往往对说明书"望文生义"，机械地"对号入座"。结果盲目使用，不仅药效打了折扣，副作用也随之增多。

对于中成药，一定要秉承中医学理念，在医生或者药剂师的指导下服用。如果想要自行服用，也应该先学会辨别中成药的适用范畴，也就是中医辨证的基本思维。

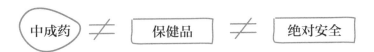

中医和西医理论体系是不同的。中医注重整体观念、辨证论治，所以在选用中成药时，应该以中医辨证为主、西医辨病为辅，才更准确。例如，"中气不足"现象，可以包括西医的胃下垂、脱肛、子宫脱垂、免疫力低下、疲劳综合征等多种疾病。这些在西医诊断中的不同疾病，都可以通过辨认"疲劳乏力，气短，自汗出，内脏脱垂，大便稀"等症状，统一辨证为"中气不足"，从而使用补中益气丸来治疗(该药补中益气、升阳举陷，适用于脾胃虚弱、中气下陷所致的泄泻、脱肛、阴挺，症见体倦乏力、食少腹胀、便溏久泻、肛门下坠或脱肛、子宫脱垂等)。

但是，如果在辨证过程中发现腹胀、消化不良、大便秘结、舌苔厚腻等症状，就说明在脾胃虚弱的同时还存在饮食积滞等问题，除了要健脾胃，还要消积导滞，因此改用枳实消痞丸为宜。若误用补中益气丸，反而会加重病情。

很多看起来作用相似的中成药，因为药物组成不同，药物的性味有寒热温凉、酸苦甘辛咸的差别，功效各具特色。比如，同是止咳化痰的中成药，橘红痰咳液和秋梨润肺膏就有着很大不同。橘红痰咳液具有理气化痰、润肺止咳之功，主要用于痰浊阻肺、痰多黏稠易咯为主症的上呼吸道病变，可略微止咳，治疗慢性支气管炎效果较好。秋梨润肺膏主要功效是滋阴润肺，对于治疗咳嗽咯痰，但痰黏而少、不易咳出，效果更好。

❖ 选药应因人制宜

选用中成药时，还要秉承因人制宜的原则。不同的人体质不同，虽然患了同样的疾病，但是可能选用不同的药品。比如感冒，有的人发病以流清水鼻涕、流眼泪、头痛、咳嗽、咯白色泡沫痰、全身发冷为主症，这属于风寒感冒，应该选用荆防颗粒、正柴胡饮颗粒等药疏散风寒。而有的人发病后出现发热重、恶寒轻、咯痰黄浊、头痛、咽喉肿痛、口渴、舌红苔黄等症状，这属于风热感冒，应该选用银翘散、连花清瘟胶囊等药，清热、化痰、止咳。还有的人感冒之后出现上吐下泻之症，这属于暑湿感冒，应该用藿香正气水。

贰

普通感冒宜缓解，流行感冒用急药

辨证清楚再用药，辅助正气治感冒

风热风寒与交替，先辨寒热后用药

流感急病用急药，服连花清瘟胶囊

暑湿感冒勿贪凉，巧用藿香正气水

频繁感冒是体虚，趁早服玉屏风散

辨证清楚再用药，辅助正气治感冒

感冒是每个人都会经历的常见疾病。按照《中医内科学》的定义，感冒是感受触冒风邪、邪犯卫表而导致的外感疾病，临床表现有鼻塞、流涕、打喷嚏、咳嗽、头痛、恶寒、发热、全身不适等。感冒是个非常古老的疾病，早在《黄帝内经》中就有明确的描述，医圣张仲景在《伤寒论》中就提出了许多影响至今的感冒治法和方药。

◈感冒分为三个阶段

感冒的过程大体可以分为三个阶段，即感冒初期、高峰阶段和恢复期，一般持续7~10天。

从中医角度看，感冒是以风邪为代表的六淫之邪（其他五邪为寒、暑、湿、燥、火）侵袭人体导致的。从西医角度看，感冒是病毒感染或细菌感染导致的。初期症状相对较轻，患者流鼻涕、轻度鼻塞，或伴有嗓子痛，或伴有怕冷。

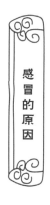

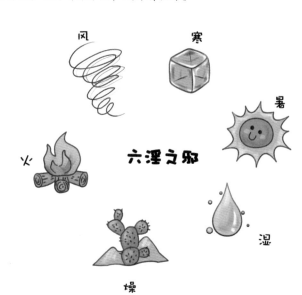

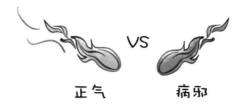

正气　　病邪

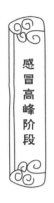
感冒高峰阶段

此时是正气与病邪相争的阶段，亦是免疫系统清除病毒或细菌的阶段。在这一阶段，患者往往会出现发热、咳嗽，或出现咳黄痰、肢体酸痛等症状。

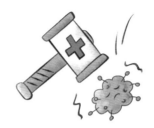

❖ 感冒为什么要吃药

大多数感冒，不论吃药或者不吃药，经过7~10天都能自愈。如果到时不能痊愈，症状仍然很明显，那么就要给予充分重视，及时就医排查。

既然吃不吃药，感冒都能自愈，那为什么还要吃药呢？这是因为，吃药可以快速缓解各种身体不适症状，降低身体的应激反应，也就是中医所说的正邪相争阶段出现的强烈症状，比如发热、咽痛等。所以，感冒后吃药的意义就在于辅助身体正气，较快地缓解症状。

❖ 辨证吃药，感冒好得快

进入冬季，人体感受风寒外邪，出现恶寒怕冷、轻微发热、四肢关节酸痛、流清鼻涕等症状。患者如果只靠自身机能去抵抗病邪，可能会有两三天的时间处于非常难受的状态，严重影响生活、学习和工作。而如果能及时用药，祛风散寒，则感冒症状在一到两天内即可被有效控制。

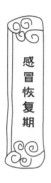

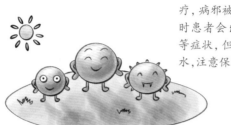

经过正气(免疫系统)的努力或者治疗,病邪被击败,身体逐渐恢复。此时患者会出现疲劳乏力、胃肠不适等症状,但人不会那么难受了,多喝水,注意保暖,一般1~3天即可痊愈。

感冒恢复期

　　小儿脏腑娇嫩,形气未充,因此常见一年内频繁感冒,出现发热、咳嗽,咳嗽剧烈时伴有呕吐等症状,如果仅仅采用止咳化痰等常规治法,则效果未必能达到预期。因为小儿感冒等肺系疾病,往往因脾胃不足、饮食积滞引起,如果能在发病之初甚至未发病时就注意到小儿食积,采用健脾胃、消积滞的治法,则感冒不攻自破。

　　老年人反复感冒,多因肾虚而起。肾虚则元气无以供养全身,正气亏虚不能抗邪,于是反复感冒,迟迟不愈。肾虚之人常见精神萎靡、四肢无力、腰部酸痛等症状,此时若能及时予以补肾之法,则感冒可以较快痊愈。

　　所以,虽然感冒能够自愈,但是准确辨证,服用对应的中成药,就可以有效缓解症状、改善体质,在短短一两天内,减少感冒的困扰。

风热风寒与交替，先辨寒热后用药

很多家庭会常备治疗感冒的中成药，但是仅看说明书，很难区分应该使用哪种感冒药，因为感冒有风热、风寒、痰湿等不同情况。所以，想要吃对感冒药，就要了解并分清感冒的类型。这一节主要介绍风寒感冒、风热感冒、寒热往来感冒以及对症中成药。

❖ 风热感冒、风寒感冒与寒热往来感冒的区别

风热感冒 患者发热重、怕冷轻，头胀痛，流黄鼻涕，痰黄黏，咽喉疼痛，口干欲饮水，舌边尖红，舌苔黄。

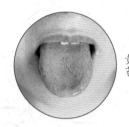

黄苔

风寒感冒 患者怕冷重、发热轻，无汗，头痛，四肢关节酸痛，鼻塞，流清鼻涕，咯吐白痰，舌苔薄白而润。

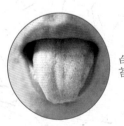

白苔

寒热往来感冒 患者一阵发冷一阵发热，发热与发冷交替，胸闷，食欲低下，甚至恶心呕吐，同时伴有口苦、咽喉干燥。

❖ 风热感冒，首推银翘解毒片

风热感冒发热时体温偏高，同时头痛明显，鼻塞、流黄色鼻涕，咳黄色痰。黄色且黏稠的痰和鼻涕说明发热比较重。风热感冒还会出现舌质偏红、舌苔黄或者黄腻等症状。风热感冒的一个标志性症状是咽喉疼痛，这是热邪侵犯造成的。

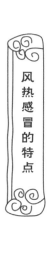

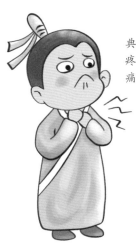

典型症状是咽喉疼痛，喝水时疼痛明显。

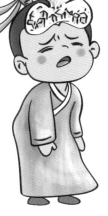

发高热，头痛明显。

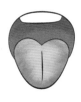

舌质偏红，舌苔黄或者黄腻。

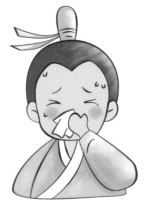

鼻塞、流鼻涕，咳嗽有痰，鼻涕和痰黄色、质地黏稠。

风热感冒既然有热，就要清热；既然有风，就得祛风。因此风热感冒的治疗原则叫作"辛凉解表"，用药以辛凉药物为主，以求清除郁在肌表的风热病邪。风热感冒可选用药不少，首推银翘解毒片。银翘解毒片是老牌中成药，问世时是散剂，后被改制为片剂(方中减去芦根)。

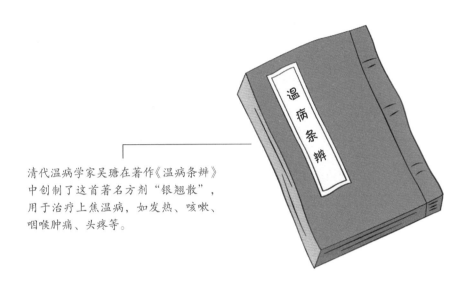

清代温病学家吴瑭在著作《温病条辨》中创制了这首著名方剂"银翘散"，用于治疗上焦温病，如发热、咳嗽、咽喉肿痛、头疼等。

银翘散可以辛凉透表、清热解毒。方中金银花和连翘是主药，两药合用，能把风热外邪从肌表透到外面去。同时，两药气味芳香，这在中医学上叫作"芳香辟秽"，即芳香植物的香气属于清正之气，能助长阳气、驱邪辟秽。风热感冒现在多见病毒感染引起，用银翘散亦合适。

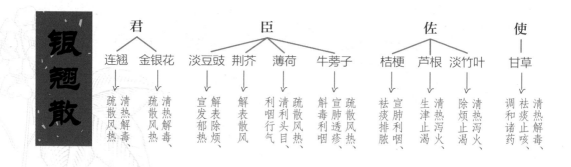

银翘散

君		臣				佐			使
连翘	金银花	淡豆豉	荆芥	薄荷	牛蒡子	桔梗	芦根	淡竹叶	甘草
疏散风热、清热解毒	清热解毒、疏散风热	宣发郁热、解表除烦	解表散风	利咽行气、清利头目、疏散风热	斛毒利咽、宣肺透疹、疏散风热	祛痰排脓、宣肺利咽	生津止渴、清热泻火	除烦止渴、清热泻火	调和诸药、祛痰止咳、清热解毒

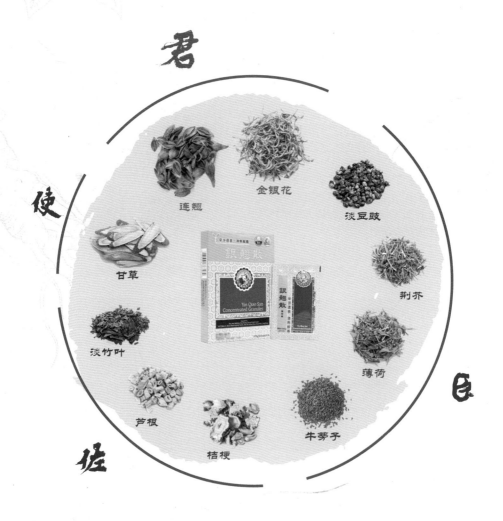

银翘解毒片和维C银翘片怎么选？维C银翘片是在银翘解毒片的基础上增加了西药成分，但不一定能达到1+1>2的治疗效果。

❖ 风寒感冒，推荐正柴胡饮颗粒

风寒侵犯肌表，患者最明显的表现就是怕冷。凡是感冒有怕冷症状的，都可以被视为寒气在表。古人说，有一分恶寒就有一分表证。得了风寒感冒并非一定发热，但大部分人会有发热表现，因为发热是正气与病邪抗争的结果。同时，得了风寒感冒的人很少出汗，或者会轻微出汗，同时会有头痛、鼻塞、打喷嚏、咽痒、咳嗽、四肢酸痛等症状。

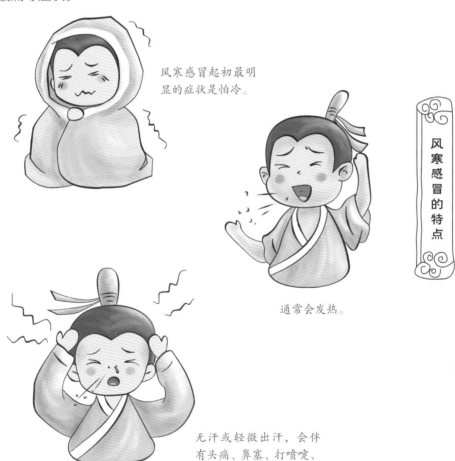

风寒感冒起初最明显的症状是怕冷。

风寒感冒的特点

通常会发热。

无汗或轻微出汗，会伴有头痛、鼻塞、打喷嚏、咽痒、咳嗽等。

风寒感冒既然有风,就要祛风;既然有寒,就得散寒。整体治疗原则叫作"辛温散寒"。

历史上用于风寒感冒的方子很多,现代中成药里推荐使用正柴胡饮颗粒。该药可以发散风寒、解热止痛,用于外感风寒。柴胡疏散退热、升举阳气;防风祛风解表、胜湿止痛;生姜解表散寒,冬天受寒的时候,往往喝一碗浓浓的姜汤就能解决问题;陈皮理气健脾、燥湿化痰;赤芍清热凉血、散瘀止痛;甘草补脾益气、清热解毒、调和诸药。所以,全方合在一起是一个比较稳妥的用于外感风寒初起的中成药。

·正柴胡饮颗粒的配伍

君	臣	佐			使
柴胡	防风	生姜	陈皮	赤芍	甘草
疏散退热、升举阳气	祛风解表、胜湿止痛	解表散寒	理气健脾、燥湿化痰	清热凉血、散瘀止痛	补脾益气、清热解毒、调和诸药

❖ 寒热往来感冒,可用小柴胡颗粒

有一种情况比较特殊的感冒,患者典型症状是一阵发冷一阵发热,发热与发冷交替,即寒热往来。寒热往来意味着发病位置既不在肌表,也不在体内,而在半表半里。半表半里的位置叫作少阳,即阳气转运的枢纽。因此治疗这种感冒就要和解少阳。和解少阳,病邪外出,感冒才能好。根据《伤寒论》的记载,患上这类病邪在半表半里的感冒，患者除了忽冷忽热、冷热交替外，还会出现胸闷、食欲低下、恶心、呕吐和口苦、咽喉干燥等症状。

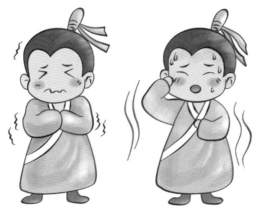

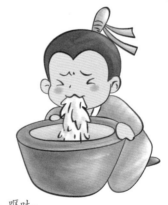

寒热往来感冒的特点

最典型的表现：忽冷忽热。

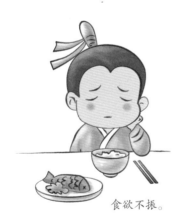

食欲不振。

恶心、呕吐。

　　寒热往来感冒推荐使用小柴胡颗粒。小柴胡颗粒由《伤寒论》中的小柴胡汤处方加减而来，历经一千八百多年，是《伤寒论》中开发应用十分广泛的方剂。原方主治邪在半表半里，症见寒热往来，效果很好。

小柴胡颗粒

君 — 柴胡 ↓ 疏散退热、升举阳气

臣 — 黄芩 ↓ 清热燥湿、泻火解毒

佐 — 大枣 ↓ 补中益气

姜半夏 ↓ 温中化痰、降逆止呕

党参 ↓ 健脾益肺

生姜 ↓ 解表散寒、温中止呕

使 — 甘草 ↓ 清热解毒、调和诸药

君

臣

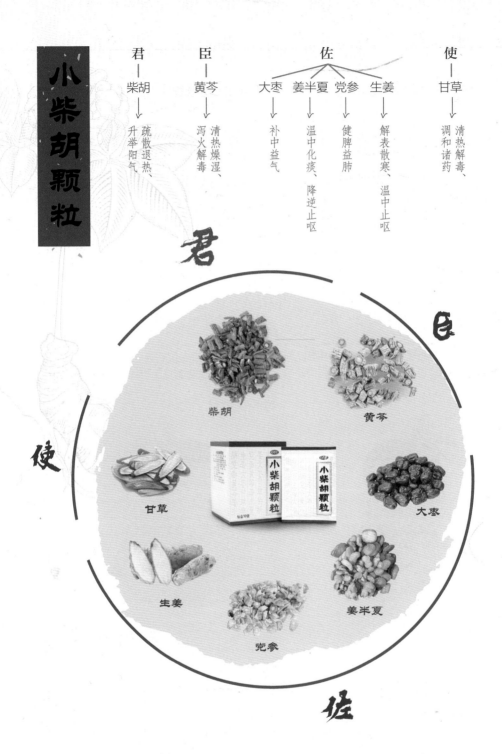

柴胡

黄芩

甘草

大枣

生姜

党参

姜半夏

使

症

得了风寒感冒，如果未能及时治疗，就会向里传变，表现为寒热往来，症见口苦、咽干、目眩、食欲低下，这就是半表半里证，此时不能再用正柴胡饮颗粒，而应改用小柴胡颗粒。

流感急病用急药，服连花清瘟胶囊

流感，全称"流行性感冒"，我国古人称之为"时行感冒"，是由流感病毒引起的急性呼吸道传染病，患者有发热、咽痛、鼻塞、流涕、肌肉酸痛等症状，主要通过飞沫传播，传染性强，传播速度快，常能引起局部流行或大流行，严重危害人类健康，如甲型H1N1流感和禽流感。

◈ 如何判定自己是否得了流感

首先，看症状。流感不是小病，往往发病即见高热，严重者会并发肺炎，患者甚至会出现呼吸衰竭，危及生命。所以，感冒发热出现胸闷气短，一定要警惕。

其次，流感发生不只影响一个人。既然叫"流行性感冒"，那就是具有传染性的。比如，同学、同事、在同一个区域生活的居民连续出现感冒病例，那么就有极大可能是流感。

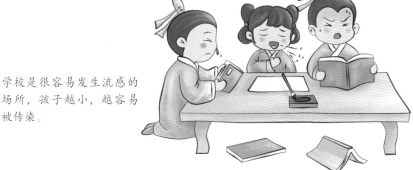

学校是很容易发生流感的场所，孩子越小，越容易被传染。

❖ 流感选用连花清瘟胶囊

流感的初期症状首先是发热，而且往往是高热，患者头痛明显，鼻塞、流黄色鼻涕，咳嗽时有黄色痰。鼻涕和痰质地黏稠，说明肺热很重。流感有传染性，症状比一般感冒重，所以治疗更应该及时、有力。

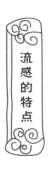

流感的特点

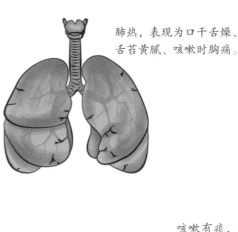

肺热，表现为口干舌燥、舌苔黄腻、咳嗽时胸痛。

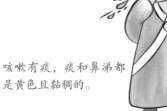

咳嗽有痰，痰和鼻涕都是黄色且黏稠的。

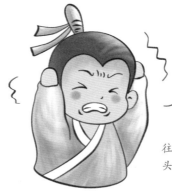

往往发热即见高热，头痛明显。

因为连花清瘟胶囊的作用是清热解毒，而且清热力度比较强，所以无论是普通感冒还是流感，患者只要具备以上症状，再加上舌质偏红、舌苔黄或者黄腻，就可以使用该药。

连花清瘟胶囊中的"连花"指的是连翘和金银花。清代温病学家吴瑭创制了著名方剂银翘散，用于治疗上焦温病，症见发热、微恶寒、咽痛、口渴。连花清瘟胶囊借用了连翘和金银花的经典组合。配方中的炙麻黄、炒苦杏仁、石膏、甘草组合则出自东汉医圣张仲景《伤寒论》中的经典方"麻杏石甘汤"，用于治疗汗出而喘的外感病。

连花清瘟胶囊的功能在于清瘟解毒、宣肺泄热，用于治疗流行性感冒属热毒袭肺证。药名中的"瘟"字实属点睛之笔。所谓"瘟"，在古代指的就是传染病。而"清瘟"就是要把急性传染的发热性疾病清除掉。因此，十多年前甲型H1N1流感暴发的时候，连花清瘟胶囊起到了很好的治疗作用。而在近些年的新冠病毒感染防控过程当中，连花清瘟胶囊也被证实对新冠病毒感染的轻症有较好的治疗价值。所以，连花清瘟胶囊可以说是一个经受过考验的中成药了。

连花清瘟胶囊可与西药媲美

与目前有代表性的抗流感病毒西药奥司他韦相比，连花清瘟胶囊在流感样症状（发热、咳嗽、咳痰、咽痛、周身酸痛及头痛）缓解时间方面短于奥司他韦。在临床疗效愈显率及缩短病毒核酸转阴时间方面，连花清瘟胶囊与奥司他韦相同，且较少有不良反应出现。因此，连花清瘟胶囊可以作为治疗流行性感冒的代表中成药。

连花清瘟胶囊

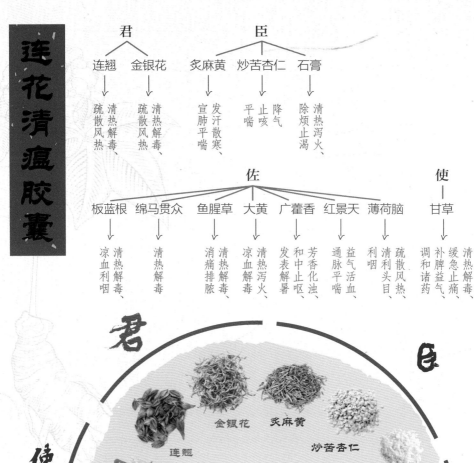

君
- 连翘 → 疏散风热、清热解毒
- 金银花 → 清热解毒、疏散风热

臣
- 炙麻黄 → 发汗散寒、宣肺平喘
- 炒苦杏仁 → 降气止咳平喘
- 石膏 → 清热泻火、除烦止渴

佐
- 板蓝根 → 凉血利咽、清热解毒
- 绵马贯众 → 清热解毒
- 鱼腥草 → 清热解毒、消痛排脓
- 大黄 → 清热泻火、凉血解毒
- 广藿香 → 芳香化浊、和中止呕、发表解暑
- 红景天 → 益气活血、通脉平喘
- 薄荷脑 → 疏散风热、清利头目、利咽

使
- 甘草 → 清热解毒、缓急止痛、补脾益气、调和诸药

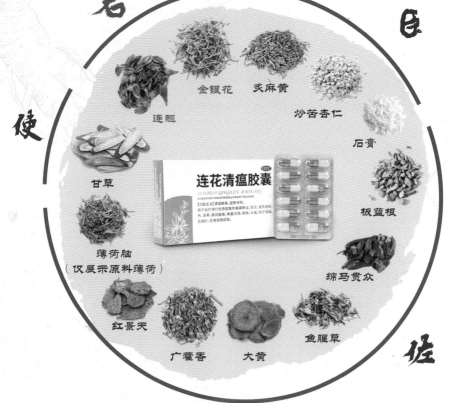

君　臣　佐　使

金银花　炙麻黄　炒苦杏仁　石膏　板蓝根　绵马贯众　鱼腥草　大黄　广藿香　红景天　薄荷脑（仅展示原料薄荷）　甘草　连翘

连花清瘟有胶囊剂、颗粒剂、片剂三种剂型，组方、功效及主治都一样。单纯以起效速度而言，颗粒剂具有吸收快、显效迅速的特点，但保存不如胶囊剂和片剂方便。

暑湿感冒勿贪凉，巧用藿香正气水

　　夏季来临，天气炎热多雨，这时会出现一种特殊类型的感冒——暑湿感冒。暑湿感冒的症状有发热，轻度怕风，汗出不多，肢体酸重或疼痛，头目昏重、胀痛，咳嗽痰黏，心烦口渴但饮水不多，口中黏腻，胸闷腹胀，恶心呕吐，小便少而颜色黄赤，大便泄泻，舌苔薄黄而腻等。暑湿感冒过去也被称为夏季感冒，但在其他季节也会出现。

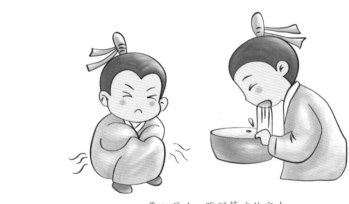

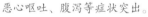

恶心呕吐、腹泻等症状突出。

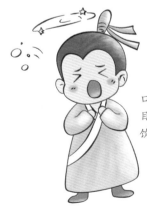

口舌黏腻、口气重，头目昏重、胀痛，口渴但饮水不多。

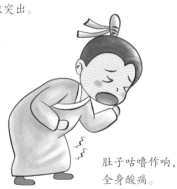

肚子咕噜作响，全身酸痛。

暑湿感冒的特点

❖ 暑湿感冒，也叫胃肠型感冒

暑湿感冒的病因是暑邪和湿邪，那么对症施治就要解暑化湿。所谓解暑，就是散解暑热之气；所谓化湿，就是化解湿浊之气。暑湿感冒与风寒、风热感冒不同，它也叫胃肠型感冒，就是因为感冒时胃肠道相关症状（恶心呕吐、腹泻）非常突出。

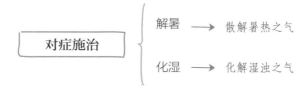

❖ 解暑化湿，用藿香正气散

藿香正气散出自《太平惠民和剂局方》，原文如下：

藿香正气散，治伤寒头疼，憎寒壮热，上喘咳嗽，五劳七伤，八般风痰，五般膈气，心腹冷痛，反胃呕恶，气泻霍乱，脏腑虚鸣，山岚瘴疟，遍身虚肿；妇人产前、产后，血气刺痛；小儿疳伤，并宜治之。

大腹皮、白芷、紫苏、茯苓（去皮）各一两，半夏曲、白术、陈皮（去白）、厚朴（去粗皮、姜汁炙）、苦梗各二两，藿香（去土）三两，甘草（炙）二两半。

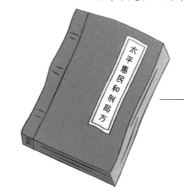

《太平惠民和剂局方》成书于北宋年间，于两宋期间经历多次重修增补，至1208年形成十卷本。

右（因古籍文字竖排，故为"右"。按现代图书横排习惯，则可改为"上"。此处保留古籍原貌，不予改动）为细末，每服二钱，水一盏，姜钱三片，枣一枚，同煎至七分，热服。如欲出汗，衣被盖，再煎并服。

近一千年来，藿香正气散一直是暑湿外感病的针对性用药。

针对暑湿感冒的病因病机，藿香正气散整体上具备解表化湿、理气和中的作用。当出现头痛头晕、胸膈痞闷、脘腹胀痛、呕吐泄泻这类暑湿感冒的症状时，患者及时用药，一两天即可感受到明显疗效。所谓"正气"，就是把被暑湿病邪困住的脾胃之气扶正、恢复的意思。

❖ 藿香正气散的现代剂型

目前，根据藿香正气散改制而成的中成药有藿香正气软胶囊、藿香正气滴丸、藿香正气水、藿香正气口服液。

从临床和实验室研究综合来看，各种剂型的"藿香正气"都具有止泻、止呕的作用，但作用强度有差别。相较于藿香正气水和藿香正气口服液，藿香正气软胶囊、藿香正气滴丸效果更佳，还可很大程度上避免酒精对驾驶员和不能饮酒之人的影响。

藿香正气水

君	臣			佐				使
广藿香油	茯苓	陈皮	生半夏	苍术 大腹皮	紫苏叶油	姜厚朴	白芷	甘草浸膏

广藿香油：发表解暑、芳香化浊、和中止呕、

茯苓：利水渗湿、健脾宁心

陈皮：理气健脾、燥湿化痰

生半夏：燥湿化痰、降逆止呕

苍术：燥湿健脾、祛风散寒

大腹皮：行气宽中

紫苏叶油：解表散寒、行气和胃

姜厚朴：燥湿消痰、下气除满

白芷：解表散寒、祛风止痛

甘草浸膏：调和诸药

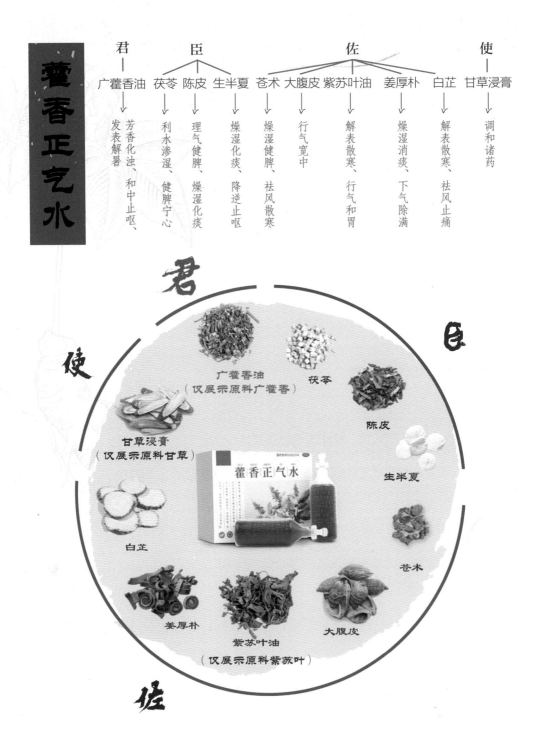

君

使

臣

佐

广藿香油
（仅展示原料广藿香）

茯苓

陈皮

生半夏

苍术

大腹皮

紫苏叶油
（仅展示原料紫苏叶）

姜厚朴

白芷

甘草浸膏
（仅展示原料甘草）

藿香正气水

　　藿香正气制剂在制备过程中需添加酒精，而藿香正气水、口服液酒精含量较大，故不宜与头孢菌素类（如头孢氨苄、头孢呋辛酯、头孢他啶等）药物及甲硝唑、替硝唑、酮康唑、呋喃唑酮等同时使用。

频繁感冒是体虚，趁早服玉屏风散

不少人一年到头总是感冒，而且每次感冒都是拖拖拉拉，需要很长时间才能好，有的人从幼年到成年都深受其害。那么，为什么会形成这种易感冒体质？

◈ 易感冒多是体虚

体虚的人，尤其是气虚和阳虚的人，即使非常注意保护自己，穿得比别人多、比别人厚，也依然逃不过反复感冒。究其根源，是身体里正气不足，不能化生足够的气血，也不能振奋人体抵抗病邪的卫气。卫气不能抗邪，风寒、风热、暑湿等病邪就很容易入侵人体，导致感冒。同时，因为正气不足，病邪侵入人体后，人体没有足够的力量把病邪驱散出去，正气和邪气在身体里长期斗争，于是相应症状"连绵不绝"，感冒迟迟不能痊愈。

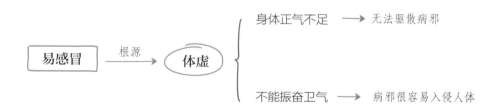

气虚的典型症状有疲劳乏力、自汗(动则尤甚)、精神不振、声低懒言、食欲不振、易便秘或腹泻等，阳虚则还有畏风怕冷、肢体水肿等。

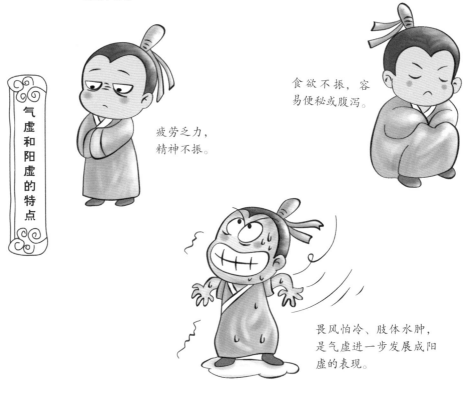

气虚和阳虚的特点

疲劳乏力，
精神不振。

食欲不振，容
易便秘或腹泻。

畏风怕冷、肢体水肿，
是气虚进一步发展成阳
虚的表现。

❖ 补虚正气，就用玉屏风散

气虚或者阳虚以致正气不足，人体难以抗邪，从而感冒频繁发作，一经发作就久久不愈，此时可用玉屏风散来补虚正气。

防风能祛风解表，将病邪从肌表祛散而出；黄芪能补气固表，加强体表的抗邪能力；白术健脾益气，有助人体恢复正气。三味药组成玉屏风散，成为易感冒人群的福音。

· 玉屏风散的配伍

君	臣	佐
黄芪	白术	防风
补气固表	健脾益气、燥湿利水	祛风解表

玉屏风散的作用，正如它的名字一样，就像一扇屏风，成为身体避风的屏障。关于玉屏风散的出处，早期认为是出自元代危亦林所著的《世医得效方》。这一说法源自明代王肯堂的《证治准绳》。

玉屏风散(《得效》)：防风、黄芪(各一两)，白术(二两)。每服三钱，水二盏，姜三片，煎六分，不拘时温服。

但是根据学者彭怀仁考证，在南宋张松所著的《究原方》中就已经有了玉屏风散的记载。目前，这一说法得到公认，被多版全国高等中医药院校方剂学教材采用，称玉品风散出自《究原方》，录自《医方类聚》。

《医方类聚》是一部宏大的方剂书，全书共266卷，存世262卷，收辑我国明代以前医学著作150多种加以分类汇编而成。玉屏风散就以引述的方式被记录下来：

究原方玉屏风散：治腠理不密，易于感冒。

这一句说明了玉屏风散的适应证，即无论男性、女性，但凡皮肤腠理不够致密，即抵抗病邪能力较差的、容易感冒的，就适合服用玉屏风散。

防风一两，黄芪(蜜炙)、白术各二两。

这句介绍玉屏风散的配伍以及药物比例，防风、蜜炙黄芪、白术按照1:2:2的比例配合。

右哎咀，每三钱重，水盏半，枣一枚，煎七分，去滓，食后热服。

这句说明煎药及服用方法：取三钱药、一枚红枣加一盏半的水煎药，煎至水量为原水量的70%左右，滤去药渣，饭后趁热服用。

❖ 玉屏风散的现代剂型

如今，中成药中有玉屏风颗粒、玉屏风口服液、玉屏风胶囊和玉屏风袋泡茶等。由于药物组成精练、疗效突出、适应范围广、服用方便，几乎无副作用，玉屏风颗粒或玉屏风口服液既可以用于预防感冒，也可以用于感冒后期恢复免疫力。

❖ 玉屏风散的现代药理

通过现代医学药理分析，科研人员发现，玉屏风散对细胞免疫和体液免疫都有较好的辅助作用，可以提高单核巨噬细胞的功能，改善自然杀伤细胞杀伤活性，还对重要的免疫细胞——T淋巴细胞有促进增殖和转化的作用。研究发现，玉屏风散的扶正功能也体现在它有较为明显的抗疲劳与抗衰老效果。

玉屏风散可促进气虚阳虚类疾病的康复

玉屏风散有良好的补气、抗感染作用，因此也被广泛应用在治疗气虚阳虚类疾病上，比如反复呼吸道感染、多汗症、过敏性鼻炎、慢性阻塞性肺病（稳定期）等，经常服用玉屏风颗粒或口服液，对于减少这类疾病的复发以及促进这类疾病的康复有着较大的帮助。

叁 · 发热高低各不同，外感内伤要分清

发热症状不是病，找对根源是关键

外感发热很常见，用药一定要准确

内伤发热多低热，补气养阴各有别

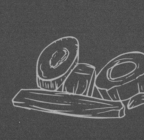

发热症状不是病，找对根源是关键

进入21世纪，人类社会先后出现"非典"、甲型H1N1流感、新型冠状病毒感染等急性传染病，极大地改变了人们的认知和生活。因为它们都以发热为主要症状，所以本章从中医角度对"发热"这一症状进行分析，帮助您较为全面地了解发热的机理。

❖ 体温大于等于 37.3℃时，一般被称为发热

在体温调节中枢的调控下，人体产热和散热保持着一种动态平衡。在致热源的作用下，或体温调节中枢发生功能障碍时，人体产热增加，而散热却不相应增加，于是体温上升。而体温大于等于37.3℃的情况，一般被称为发热。由此可见，发热是症状，而不是疾病。

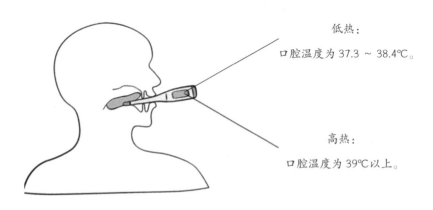

低热：

口腔温度为 37.3 ~ 38.4℃。

高热：

口腔温度为 39℃以上。

❖ 高热

高热在临床上很常见，以皮肤灼热（体温在39℃以上）为特点。无论是内科还是外科，许多疾病都有高热的症状。本章所述的高热指内科疾病中的高热，它是各种外感病、时疫病的常见证候，也是脏腑杂病的易见证候。

高热分为外感、内伤两大类，尤以外感高热多见。引起高热的外感，主要有风寒、风热、暑热、瘟疫等；引起高热的内伤，主要有食积、血瘀、阴虚等，但很少见。

·分辨外感与内伤

高热属外感者多，属内伤者少。外感高热，发病急、病程短、热势重，有外感病史及外感症状。内伤高热，起病较缓、病程较长，往往间歇反复，多继发于他病之后，必兼见内伤病之证候。

·辨别病因

从季节上看，冬春时高热多为风温或风寒引起，夏暑时多为暑热或暑温夹寒夹湿引起，秋时多为湿热、伏暑引起。

高热 ┬ 引发高热的外感 ——→ 主要有风寒、风热、暑热、瘟疫等

    └ 引发高热的内伤 ——→ 主要有食积、血瘀、阴虚等

❖ 低热

凡口腔温度为37.3~38.4℃并持续旬日者，称低热；持续4周以上者，称慢性低热。此外，从中医角度讲，凡口腔温度正常，自觉微热不同往常而身体不适的病证，在辨治上与低热并无二致。

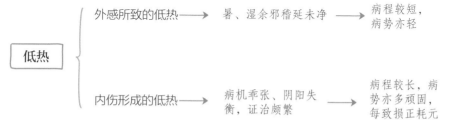

· 分辨外感与内伤

引起低热的病因总不出外感、内伤二端。外感有风寒、温热、暑湿，内伤有阴虚、血虚、气虚、阳虚、气郁、血瘀、痰湿、食积、虫积。其中，气血阴阳虚损导致的低热为虚证，而气郁、血瘀、痰湿、食积导致的低热为实证，但虚证往往兼夹实邪，实证每每耗阴损正，造成正虚邪实的格局。

· 审病因之内外

对于低热，首先应根据病史及发病特点以区别病因是外感还是内伤。外感所致低热多出现在外感病后期，病程较短，往往能够自愈；而内伤所致低热，起病缓慢、病程较长，患者一般有情志抑郁、饮食劳倦、跌仆损伤以及有出血或虚损病史。

外感发热很常见，用药一定要准确

外感发热是指身体感受六淫之邪或温热疫毒后出现发热，伴有恶寒、面赤、烦躁等主要表现。

引起发热的常见证有外感风热证、外感风寒证，以及邪在半表半里的少阳证三种。

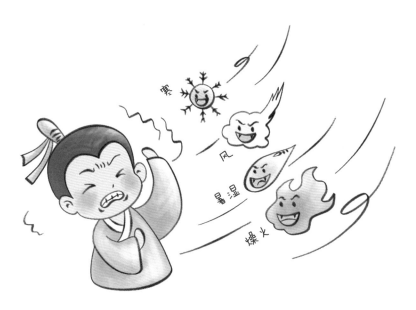

人体受到外界风寒、暑湿、燥火等非时之气或者温热的疫疠毒气的侵袭，以致机体血气失和、脏腑阴阳失调，体温调节中枢功能受到影响，就会引起发热。

❖ 风热证引起的发热，用银翘解毒片

外感风热证的主要症状有发热、微恶风寒、汗出、头痛、口渴、舌质红、舌苔薄黄。

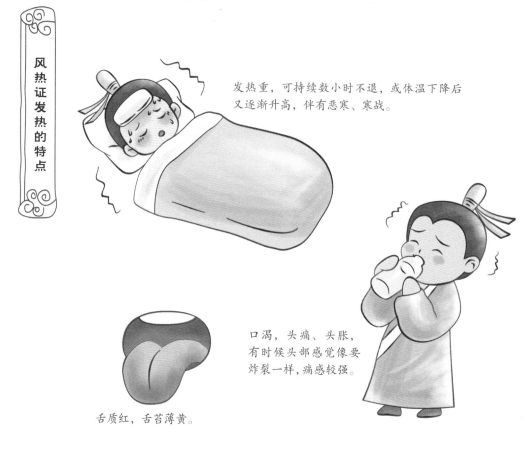

风热证发热的特点

发热重，可持续数小时不退，或体温下降后又逐渐升高，伴有恶寒、寒战。

口渴，头痛、头胀，有时候头部感觉像要炸裂一样，痛感较强。

舌质红，舌苔薄黄。

治疗原则为"辛凉透表"，代表中成药为银翘解毒片。前文已述，银翘解毒片为银翘散减去芦根一方制成，属辛凉轻平之剂。外感风热造成的发热，需要辛凉发散之力将风热散出体外，而银翘解毒片能疏风解表、清热解毒，适用于风热感冒所致的发热头痛、咳嗽口干、咽喉疼痛。

❖ 风寒证引起的发热，用荆防颗粒

外感风寒证也会引起发热，主要症状有发热、恶寒、头痛、肢体酸痛、无汗、咽不痛、舌苔薄白。

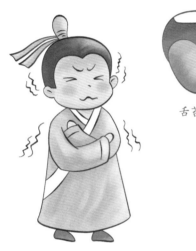

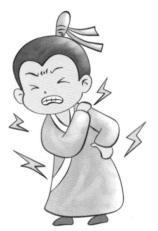

舌苔薄白。

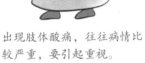

风寒证发热的特点

发热、头痛、恶寒，即使多穿衣服、多盖被子，或用取暖器取暖仍不能缓解这种寒冷感。

出现肢体酸痛，往往病情比较严重，要引起重视。

治疗原则为"散寒解表"，代表中成药可以选用荆防颗粒。荆防颗粒由荆防败毒散(出自《摄生众妙方》)改变剂型而来，可发汗解表、散风祛湿，用于外感风寒后发热恶寒、无汗或汗出较少、头痛身痛、鼻塞流清涕、咳白痰等。在出现发热同时伴有恶寒症状时，应用散寒解表的治法，疗效佳且副作用少。

· 荆防颗粒的配伍

君		臣			佐					使
荆芥	防风	川芎	独活	羌活	茯苓	枳壳	桔梗	前胡	柴胡	甘草
解表散风、透疹消疮	祛风解表、胜湿止痛	活血行气、祛风止痛	祛风除湿、通痹止痛	解表散寒、祛风止痛	利水渗湿、健脾宁心	理气宽中、行滞消胀	宣肺利咽、祛痰排脓	散风清热、降气化痰	疏散退热、升举阳气	调和诸药

❖ 少阳证引起的发热，用小柴胡颗粒

少阳证是较为特殊的发热证，是邪犯少阳、枢机不利、经气不畅所致的特殊发热证候。因邪郁位于机体表里之间，故又称为半表半里证。少阳证的特征是寒热往来，即寒热有规律地交替发生，热势颇高，患者口苦、咽干、心烦、喜呕、胸胁苦满不舒、两侧头痛、舌质红、舌苔薄黄。

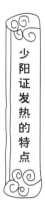

少阳证发热的特点

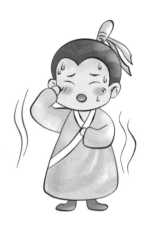

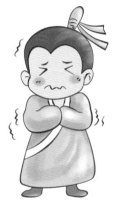

身体一会儿感觉发热，一会儿感觉寒冷，发热和恶寒交替出现。

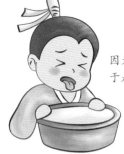

因为风寒侵袭人体，克脾胃，于是口苦、咽干、心烦、喜呕。

邪气侵犯少阳胆腑，人体气机运行不畅，导致胸部前方胀满和两侧头痛不适。

治疗少阳证发热的代表方为小柴胡颗粒。小柴胡颗粒可以解表散热、疏肝和胃，通过和解少阳，使得枢机和利，适用于寒热往来型发热证。

内伤发热多低热，补气养阴各有别

内伤发热是指以内伤为病因，以脏腑功能失调、气血水湿郁遏或气血阴阳亏虚为基本病机，以发热为主要表现的病证。一般起病较缓、病程较长。临床上多表现为低热，但有时也会有高热。

❖ 内伤发热有四种证型

一般而言，内伤发热的常见类型有食积证、气虚证、阴虚证、气郁证发热等。

内伤发热需要注意辨别低热证候的虚实，这对确定治疗原则具有重要意义。如果属于正虚，则应进一步细析气、血、阴、阳所虚在何；如果属于邪实，则应辨识其是外感还是余邪不清、气郁、食滞、湿困、血瘀等之因；邪实伤正及因虚致实者，往往呈现虚实夹杂的证候，例如饮食过度，不仅会造成食积，日久也会损伤脾胃之气，出现食积与脾虚同时存在的虚实夹杂现象。

❖ 明确病位所在

低热一证，通过辨析发热特征及全身症状，可进一步判定病位所在，如伤阴者会出现阴虚低热：心阴虚者，往往可伴见心悸失眠；脾阴虚者，可伴见食欲不振、大便稀溏；肾阴虚者，可伴见腰酸、耳鸣。由此，就可以更加细致地分析论治了。

❖ 食积证引起的发热，用保和丸

食积证发热的主要症状为蒸蒸发热，入暮转甚，手足心热，额部反冷，伴嗳腐吞酸、脘腹胀痛、恶食、便秘或泻而不爽、舌苔厚。

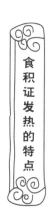

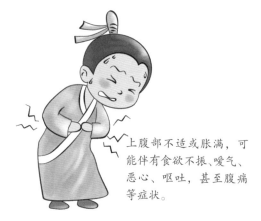

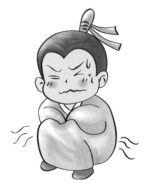

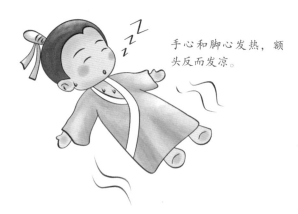

治疗原则为"消食泻热"，代表中成药为保和丸。食积发热，以儿童居多，但成年人也不少见。保和丸于小儿用量可以酌减。凡食积引起的发热，必须先去积滞，方有机会退热。患者不论大便如何，都应注重通便。

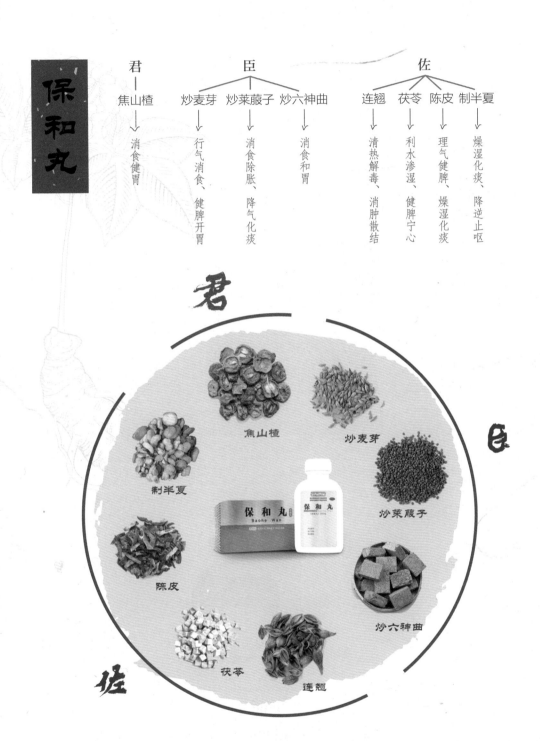

保和丸

君
——
焦山楂
↓
消食健胃

臣
炒麦芽　炒莱菔子　炒六神曲
↓　　　↓　　　　↓
行气消食、健脾开胃　消食除胀、降气化痰　消食和胃

佐
连翘　茯苓　陈皮　制半夏
↓　　↓　　↓　　↓
清热解毒、消肿散结　利水渗湿、健脾宁心　理气健脾、燥湿化痰　燥湿化痰、降逆止呕

焦山楂

炒麦芽

制半夏

保和丸 Baohe Wan

保和丸

炒莱菔子

陈皮

炒六神曲

茯苓

连翘

保和丸中的山楂消食化积作用较强，不宜空腹食用，要在饭后吃，否则可能会伤胃。儿童
服用保和丸，要相应减量。

❖ 气虚证引起的发热，用补中益气丸

气虚证发热的主要症状为低热，每于劳累后为甚，患者短气懒言、肢倦乏力、食少便烂、自汗，易患感冒，舌质淡、舌苔薄。

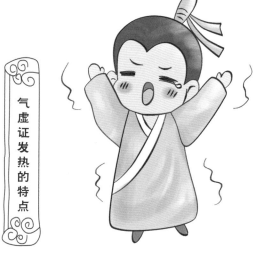

气虚证发热的特点

胸闷气短，说话中气不足，
四肢沉重，手脚酸软无力。

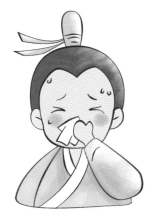

发热，平时身体虚弱，
对疾病的抵抗力差，
受到一点外邪侵袭就
容易感冒。

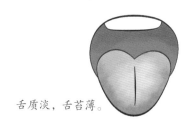

舌质淡，舌苔薄。

治疗方法为补中益气，代表中成药为补中益气丸。该药可补中益气、升阳举陷，适用于脾胃虚弱、中气下陷所致的内伤发热。

补中益气丸

君
└─ 炙黄芪
   ↓
   益气补中

臣
├─ 炒白术
│ ↓
│ 健脾益气、燥湿利水、止汗
└─ 党参
   ↓
   健脾益肺、养血生津

佐
├─ 当归
│ ↓
│ 补血活血、调经止痛、润肠通便
├─ 柴胡
│ ↓
│ 疏散退热、疏肝解郁、升举阳气
├─ 升麻
│ ↓
│ 清热解毒、升举阳气
└─ 陈皮
   ↓
   理气健脾、燥湿化痰

使
└─ 炙甘草
   ↓
   健脾益气、清热解毒、调和诸药

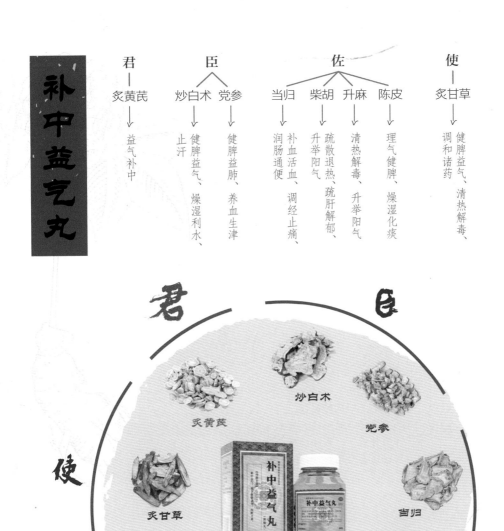

君

臣

使

佐

炙黄芪

炒白术

党参

补中益气丸

补中益气丸

480丸

炙甘草

当归

陈皮

升麻

柴胡

女性吃补中益气丸能够很好地补充体力，改善气色。推荐更年期女性适当吃补中益气丸，可滋补气血，提高对疾病的抵抗力，有效调理各种更年期不适。

❖ 阴虚证引起的发热，用知柏地黄丸

阴虚证发热的主要症状为午后至夜间潮热，热势渐增，夜热早凉，手足心热、两颊潮红、盗汗失眠、心烦口干、舌红少津。

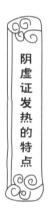

阴虚证发热的特点

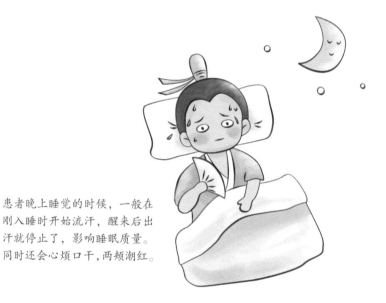

患者晚上睡觉的时候，一般在刚入睡时开始流汗，醒来后出汗就停止了，影响睡眠质量。同时还会心烦口干，两颊潮红。

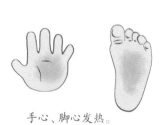

手心、脚心发热。

治疗原则为"滋阴退热"，代表中成药为知柏地黄丸。知柏地黄丸能滋阴降火，适用于阴虚火旺造成的潮热盗汗。阴虚造成的潮热盗汗，在女性更年期尤为常见，需要特别注意。

知柏地黄丸

君
黄柏　知母

臣
山药　制山茱萸　熟地黄

佐
泽泻　茯苓　牡丹皮

黄柏 → 清热燥湿、泻火除蒸

知母 → 清热泻火、滋阴润燥

山药 → 生精益肺、补脾养胃

制山茱萸 → 补益肝肾、收涩固脱

熟地黄 → 补血滋阴、益精填髓

泽泻 → 利水渗湿、化浊降脂、泄热

茯苓 → 利水渗湿、健脾宁心

牡丹皮 → 清热凉血、活血化瘀

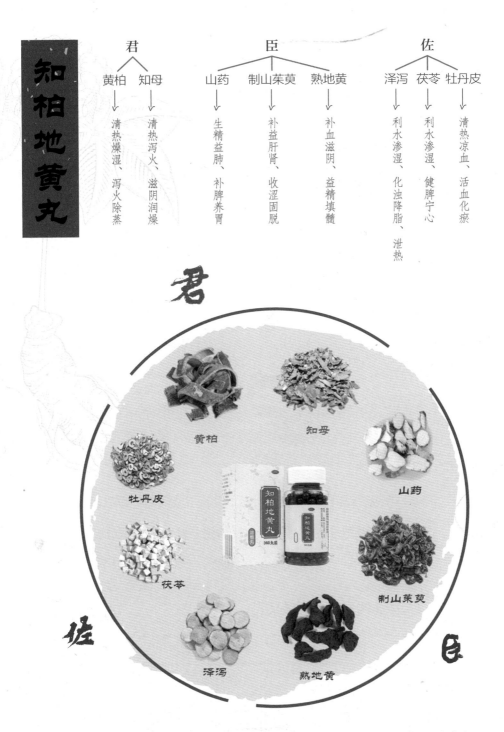

君

黄柏　知母

山药

牡丹皮

茯苓

制山茱萸

泽泻　熟地黄

佐

臣

女性在更年期如果出汗较多，可以服用知柏地黄丸进行调理，配以合理饮食，保持情绪稳定，晚上睡觉出汗的情况就会有好转。

❖ 气郁证引起的发热，用丹栀逍遥丸

气郁证发热的主要症状为低热，常随情绪变化而起伏，患者神情抑郁、烦躁易怒，胸胁闷胀、口苦纳少，舌质红、舌苔薄黄。

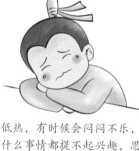

低热，有时候会闷闷不乐，对什么事情都提不起兴趣，思虑过多，看起来很忧郁的样子。

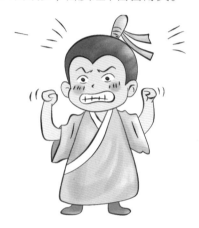

气郁证发作时，患者情绪起伏比较大，烦躁易怒，有时会因为小事与别人发生冲突。

舌质红，舌苔薄黄。

治疗原则为"疏肝达郁"，代表中成药为丹栀逍遥丸。丹栀逍遥丸能舒肝清热、健脾养血，适用于肝郁化火造成的低热。患者服药的同时，还应该做好情志调整，有意识地排解不良情绪。

· 丹栀逍遥丸的配伍

君	臣		佐					使
柴胡	当归	白芍	麸炒白术	茯苓	牡丹皮	姜炙栀子	薄荷	甘草
疏肝解郁、疏散退热	补血活血	养血调经、柔肝止痛	健脾益气	利尿渗湿、健脾宁心	清热凉血、活血化瘀	泻火除烦、清热利湿	疏散风热、疏肝行气	调和诸药

肆 · 咳嗽是症状，找到病因是关键

咳嗽不止病在肺，五脏六腑都致咳

寒性咳嗽热药治，热性咳嗽寒药治

有声无痰为咳，有痰无声为嗽

痰也分寒热，应辨证化痰

防不胜防受风邪，咽痒咳嗽要祛风

咳嗽不止病在肺，五脏六腑都致咳

咳嗽是生活中某些常见疾病的症状，短则3~5天，长则数周、数月，甚至数十年，给人们的工作和生活带来很大困扰。引起咳嗽的原因很多，市面上治疗咳嗽的中成药也很多，必须找出病因病机，对症用药，才能做到遇"咳"不乱。

◈ 肺气不能宣发肃降而致咳

现代医学认为，咳嗽由多种肺部疾病引起，是清除呼吸道中的异物或分泌物的保护性反射动作。而中医则认为，咳嗽多由外感风、寒、热、湿等邪气，或五脏功能失调等因素引起，肺气不能宣发肃降，气机上逆，冲击气道，以致发出咳声，或同时伴有咳痰。

◈ 五脏六腑皆令人咳，非独肺也

早在两千多年以前，《素问》中的《咳论》就提出了"五脏六腑皆令人咳，非独肺也"。引起咳嗽的原因有很多，尽管咳嗽病位表现在肺，但病根却不一定仅止于肺脏，这里体现了中医学的整体观。《咳论》讨论的主要是内伤咳嗽，也就是人体五脏功能失调所引起的咳嗽。

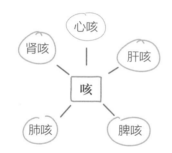

除了肺，脾、肾等脏腑功能虚弱，导致正气不足，也会使人易受外邪侵袭而咳嗽。

❖ 寒凉饮食伤脾胃，致肺咳

夏天吃冷饮时，如果狼吞虎咽，吃得过快，很多人常常会有想咳嗽的感觉，少数人甚至会出现咳嗽症状。《素问》中说："其寒饮食入胃，从肺脉上至于肺则肺寒，肺寒则外内合邪，因而客之，则为肺咳。"意思就是，进食过多寒凉食物，会损伤脾胃的阳气，寒气由胃通过经脉感传而影响肺脏，肺主皮毛，也就伤到了肺气。肺气受伤以后而不能卫外，难以抵御外界风、寒、湿等六淫邪气，内外邪气相合就会引发咳嗽。

日常生活中，贪吃冷饮或凉性水果，如西瓜、山竹、梨等，会损伤脾胃阳气，加重肺咳。

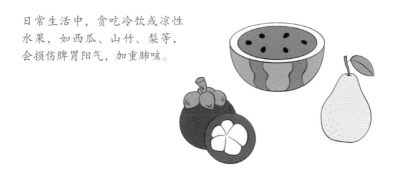

❖ 心火旺盛，阻肺致咳

心与肺也有千丝万缕的关系。心为君主之官，心主血，而肺主气，二者相互为用。若心阳不足，血液运行不畅，"肺朝百脉"功能受阻，会使肺失宣降而致咳；若情志不畅，损伤心肺之阴，以致卫阳无所依附，久则致虚，易成久咳。五行中，心属火，肺属金，心克肺，心火旺盛伤肺脏，灼伤肺阴，炼液成痰，瘀阻肺络致咳。

❖ 肝郁气滞，致肝咳

"肝咳之状，咳则两胁下痛，甚则不可以转，转则两胠下满。"咳嗽，伴有腋下和肋部疼痛，甚至不能翻身转侧，这种咳嗽在《素问》中被称为"肝咳"。肝咳大多是由抑郁、暴怒或压力过大等造成肝郁气滞，甚至肝郁化火，然后肝病及肺而引起的。五行中，肺属金，肝属木，金本应克木，但木气太旺，金制约不住，木就会反侮金，即肺被肝"反克"而导致"肝咳"。

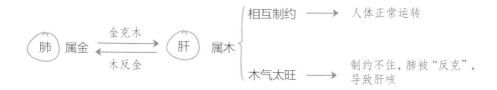

由于肝脏所属经脉经过人体胁肋部位，所以人在咳嗽时会伴有腋下和肋部疼痛。这种症状有时候在感冒咳嗽时也会出现，说明咳嗽影响到肝气运行，是肺病及肝，这时候中医师往往会开一些疏肝行气的药，以帮助患者解除气滞的症状。

❖ 肾阴虚也会致咳

肾为"水之下源"，肺为"水之上源"，肺的宣发肃降和通调水道功能，依赖肾中精气的蒸腾气化。肾气化失司，可影响脾、肺对津液的气化作用，又可引起关门不利，水泛为肿，咳逆倚息不得平卧；肾主纳气，若肾精气不足，则摄纳无权，咳逆气喘；肺与肾之间的阴液相互滋生，肾阴虚不能上滋肺阴，亦可致咳嗽。

❖ 五脏久咳，乃移于六腑

六腑，指的是胆、大肠、小肠、三焦、胃、膀胱，与咳嗽也有相当程度的关联。

《素问》中说："五藏之久咳，乃移于六腑。"这种转移主要通过经络相连以及表里相合来实现："脾咳不已则胃受之""肾咳不已则膀胱受之"……《素问》中也详细描述了六腑咳的临床特征："胃咳之状，咳而呕……胆咳之状，咳呕胆汁……大肠咳状，咳而遗矢（通"屎"）……小肠咳状，咳而矢气……膀胱咳状，咳而遗溺……三焦咳状，咳而腹满，不欲食饮。"

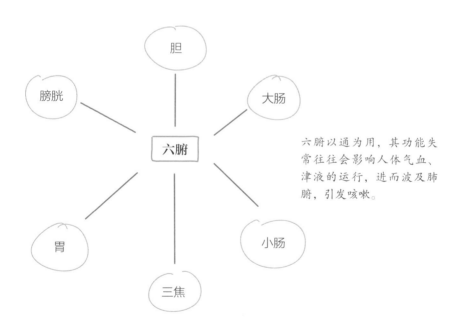

六腑以通为用，其功能失常往往会影响人体气血、津液的运行，进而波及肺腑，引发咳嗽。

寒性咳嗽热药治，热性咳嗽寒药治

咳嗽从致病机理上大致可分为外感咳嗽和内伤咳嗽。外感咳嗽主要包含风寒咳嗽和风热咳嗽，这两种是生活中常见的咳嗽。内伤咳嗽也有寒热分别，根据人的不同体质，可以分为痰湿蕴肺型、痰热内盛型、肝火犯肺型、肺阴亏虚型等。

中医治疗咳嗽，秉承《素问》中"寒者热之，热者寒之"的理论，即寒性咳嗽用热药治疗，热性咳嗽用寒药治疗。因此，选择中成药治疗咳嗽，一定要分清楚咳嗽是寒是热，再选择相反性质的中成药。

◈ 风寒咳嗽，用止咳宁嗽胶囊

外感咳嗽中的风寒咳嗽，往往咳声重浊，咳出的痰液质地稀薄、色白，通常伴有鼻塞、流清涕，同时还有头痛、肢体酸楚、恶寒发热、无汗等症状，舌苔薄白。

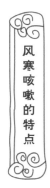

风寒咳嗽的特点

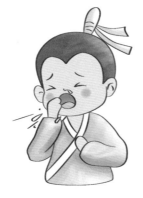

咳嗽频繁，声音重、气息急，喉咙痒，鼻塞，流清鼻涕。

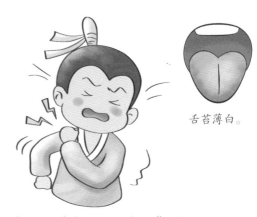

舌苔薄白。

头痛，腰酸背痛，忍不住想用拳头去捶一捶，捶过之后会觉得舒服。

针对有上述症状的咳嗽，可以选用止咳宁嗽胶囊。止咳宁嗽胶囊方中的荆芥、防风、蜜炙麻黄能够疏风解表散寒，将外界入侵人体肌表的风寒邪气由表发散出去，可以缓解鼻塞、流清涕、恶寒发热等风寒表证的症状；炒苦杏仁、制紫菀、蜜炙款冬花等药物具有化痰止咳的功效。这两类药物的作用综合起来，就可以达到既外散风寒又化痰止咳的目的。

· **止咳宁嗽胶囊的配伍**

君		臣					佐			使
制紫菀	百部	制白前	前胡	蜜炙款冬花	炒苦杏仁	蜜炙麻黄	荆芥	防风	陈皮	桔梗
润肺下气、消痰止咳	润肺下气止咳	降气消痰止咳	降气化痰、散风清热	润肺下气、止咳化痰	降气止咳平喘	发汗散寒、宣肺平喘	解表散风	祛风解表	理气健脾、燥湿化痰	宣肺利咽祛痰

同类中成药还有止咳宝片、通宣理肺丸或通宣理肺口服液等。不过，止咳宝片中含有罂粟壳浸膏，多了一点收敛止咳的作用，更适合风寒感冒咳嗽后期使用，早期使用不利于肌表风寒邪气的发散，因而有延长咳嗽病程的可能。通宣理肺丸中含有黄芩，如果患者咯出的痰液略发黄（有轻度热象），就推荐选用通宣理肺丸。

❖ 外寒内饮型咳嗽，用小青龙合剂

在风寒咳嗽之中还有一种比较特殊的类型，叫作外寒内饮型咳嗽，表现为风寒邪气侵入体表，同时肺里有痰饮。从症状上来看，这种类型咳嗽除了伴有常见的鼻塞、流清涕、恶寒发热、无汗等症状，还常伴有咯痰清稀不稠，痰液偶尔呈拉丝状，患者连续咳嗽时甚至会发生呛咳，平卧后咳嗽加重等症状，严重时会并发哮喘。

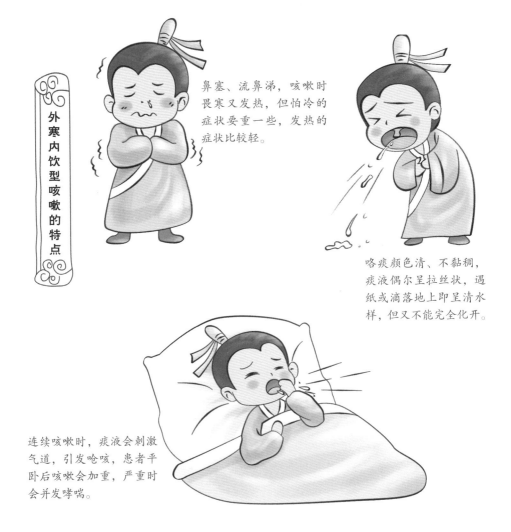

外寒内饮型咳嗽的特点

鼻塞、流鼻涕，咳嗽时畏寒又发热，但怕冷的症状要重一些，发热的症状比较轻。

咯痰颜色清、不黏稠，痰液偶尔呈拉丝状，遇纸或滴落地上即呈清水样，但又不能完全化开。

连续咳嗽时，痰液会刺激气道，引发呛咳，患者平卧后咳嗽会加重，严重时会并发哮喘。

此类咳嗽多见于儿童以及阳虚体质人群。儿童与阳虚体质人群感冒以后若服用寒性中成药（如金振口服液、蒲地蓝消炎口服液等）过多，或者静脉输液过多，会引起痰从寒化，饮邪伏肺，导致咳嗽病程太久不易痊愈。针对这种情况，可以使用小青龙合剂。

· 小青龙合剂的配伍

君		臣		佐			使
桂枝	麻黄	干姜	细辛	法半夏	白芍	五味子	炙甘草
发汗解肌、平冲降气	发汗散寒、宣肺平喘	温中散寒、温肺化饮	解表散寒、温肺化饮	燥湿化痰	敛阴止汗、柔肝止痛	收敛固涩、益气生津	祛痰止咳、调和诸药

小青龙合剂源自经典名方小青龙汤，后者出自汉代张仲景的《伤寒论》。方中麻黄、桂枝解表散寒，干姜、细辛、法半夏、五味子等温肺化饮止咳，合在一起使用，能够发散风寒，温肺化饮止咳，治疗外有风寒、肺有痰饮的咳嗽。

❖ 风热咳嗽，用桑菊感冒片和川贝枇杷糖浆

风热咳嗽多发生在春夏季，患者表现为咳嗽，咯痰不爽，痰色黄且常常比较黏稠，咽喉部位干燥疼痛，同时伴有恶风身热、头痛肢楚、流黄涕、口渴等症状，舌苔薄黄。

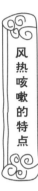

风热咳嗽的特点

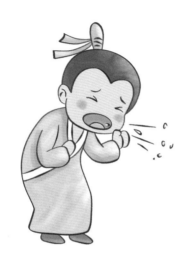

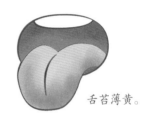

舌苔薄黄。

痰液较多且黏稠，多为黄色，咳痰的时候比较费劲，不能轻易咳出。

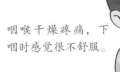

咽喉干燥疼痛，下咽时感觉很不舒服。

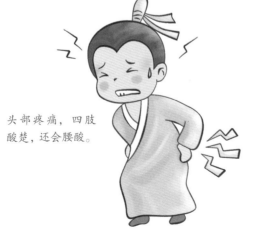

头部疼痛，四肢酸楚，还会腰酸。

治疗这种类型咳嗽可以用桑菊感冒片。桑菊感冒片组方来源于清代名医吴瑭的《温病条辨》，原方叫作桑菊饮。治疗风热咳嗽，一要治风，二要治热，治疗风邪要使用辛味发散的药物，针对热邪要应用寒性的药物，合起来叫作"辛凉解表"。桑叶、菊花、连翘、薄荷素油等药物性味辛凉，结合苦杏仁、桔梗宣肺祛痰，芦根清热，对于风热咳嗽疗效较好。

除此以外，还可以选用川贝枇杷糖浆、急支糖浆、小儿咳喘颗粒等中成药。

·桑菊感冒片的配伍

君		臣			佐		使
桑叶	菊花	薄荷素油	苦杏仁	桔梗	芦根	连翘	甘草
疏散风热、清肺润燥	散风清热	疏散风热、清利头目、利咽	降气止咳平喘	宣肺利咽祛痰	清热泻火、生津止渴	疏散风热	祛痰止咳、调和诸药

川贝枇杷糖浆

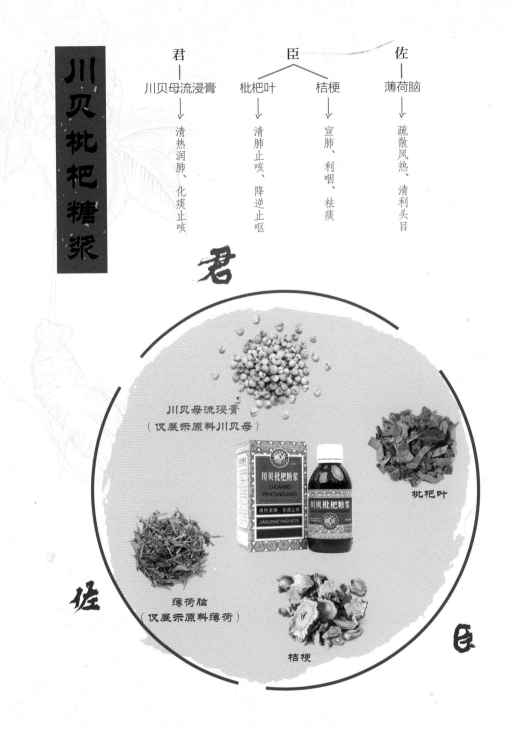

君
川贝母流浸膏 → 清热润肺、化痰止咳

臣
枇杷叶 → 清肺止咳、降逆止呕
桔梗 → 宣肺、利咽、祛痰

佐
薄荷脑 → 疏散风热、清利头目

君

川贝母流浸膏
（仅展示原料川贝母）

枇杷叶

薄荷脑
（仅展示原料薄荷）

桔梗

川贝枇杷糖浆口味偏甜，有些患者不把它当药，一咳嗽就用，这是不对的。患者如果自行服用，超过3天症状没有改善，就要停止服用，及时去医院就诊。

有声无痰为咳，有痰无声为嗽

古人云："有声无痰为咳，有痰无声为嗽。"日常生活中，"咳"与"嗽"往往并存，很难分开，发作时往往既有声又有痰。适当地区分"咳"和"嗽"，有助于掌握咳嗽的证型和分类特点，有利于选药治病。

❖ 咳与嗽并不相同

"有声无痰为咳"，意为这种咳嗽仅有咳嗽的声音，而没有咯痰的症状，或者痰液极少，很难咯出，这种症状常见于风燥咳嗽和阴虚咳嗽。

风燥咳嗽多发生于秋季，是人体感受了自然界的风燥邪气而发病，属于外感咳嗽。从寒热上分型，可分为温燥咳嗽和寒燥咳嗽。

❖ 温燥咳嗽，用秋梨润肺膏

温燥咳嗽多见于初秋，彼时夏天的火热之气还没有消尽，但是燥气已经来了。如果起居不慎，感受了温燥邪气，即会表现为喉痒干咳，无痰或痰极少而粘连成丝，咯痰不爽，甚至痰中带有血丝。此时患者唇鼻干燥、咽喉疼痛发干、口干，常伴鼻塞、头痛、畏寒、身热等症状，舌质红干而缺少津液，舌苔薄白或薄黄。

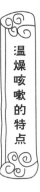

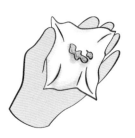

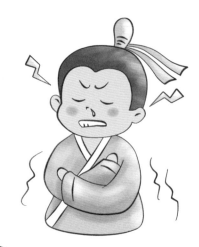

干咳会导致喉部黏膜充血肿胀，毛细血管破裂，从而有些许血丝随着痰液排出。一般这种情况问题不大，不必着急。

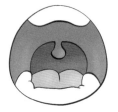

头痛头晕，身体微微感觉寒冷，有时候身体也会发热。

喉咙疼痛、发干，口干。　　舌苔薄白或薄黄。

　　温燥咳嗽起因是温燥邪气，治疗上要紧扣"温""燥"二字。温属热，仅在程度上轻一点，热咳寒药治，所以要使用凉性药物。而燥邪易伤人体津液，需用濡润生津的办法予以对抗。故治疗温燥咳嗽需要使用性凉滋润的药物，推荐选用秋梨润肺膏。

·秋梨润肺膏的配伍

君	臣		佐	
梨	百合	麦冬	川贝母	款冬花
清热、润燥、止咳	养阴润肺、清心安神	养阴生津、润肺清心	清热润肺、化痰止咳	润肺下气、止咳化痰

　　梨性凉多汁，具有清热、润燥、止咳的功效；百合、麦冬能养阴润肺；川贝母质润而清热化痰，配以款冬花止咳。全方清热润燥、化痰止咳、生津利咽，用来治疗温燥咳嗽十分适宜。

❖ 寒燥咳嗽，用止咳宁嗽胶囊或止咳宝片

寒燥咳嗽多发生于中秋、晚秋。彼时天气转凉，燥气仍然当令，不注意养生起居就会感受寒燥邪气，发为寒燥咳嗽。寒燥咳嗽患者常表现为干咳，少痰或无痰，鼻咽干燥，兼有恶寒发热、头痛无汗、舌苔薄白等症状。

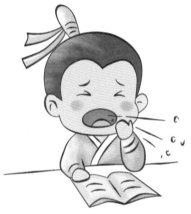

持续性干咳，无痰或者有少许白痰，痰难以咽下，咳嗽声低沉。

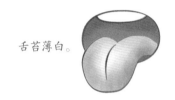

舌苔薄白。

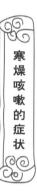

寒燥咳嗽的症状

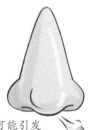

鼻咽部干燥，可能引发呼吸不畅，喘气时有明显气流声。

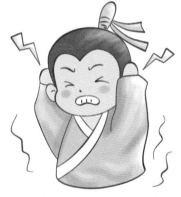

在寒冷或温暖的环境中，身体都会感觉寒冷，会打寒战。随之而来的就是发热，导致头痛剧烈却不流汗。

同样的道理，"寒咳热药治"，用药当以温而不燥、润而不凉为基本原则，可以用止咳宁嗽胶囊（详见第75页）。患者如果仅有咳嗽、咽干，而没有恶寒发热、头痛无汗等症状，可以用止咳宝片。

❖ 阴虚咳嗽，用百合固金口服液

阴虚咳嗽易见于阴虚体质人群，属于内伤咳嗽。阴虚咳嗽常见症状为干咳，咳声短促，痰少而黏白，或带血丝，声音嘶哑，患者口干咽燥，多伴有午后潮热、手足心热、夜间盗汗等阴虚证候。

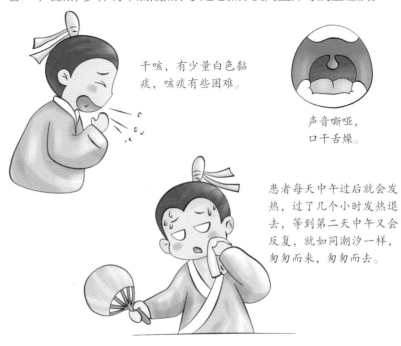

阴虚咳嗽的特点

干咳，有少量白色黏痰，咳痰有些困难。

声音嘶哑，口干舌燥。

患者每天中午过后就会发热，过了几个小时发热退去，等到第二天中午又会反复，就如同潮汐一样，匆匆而来，匆匆而去。

针对阴虚咳嗽，应选择养阴润肺、化痰止咳的中成药，如百合固金口服液，其方源于经典名方百合固金汤，方出明代《慎斋遗书》，全方有养阴润肺、化痰止咳的功效，适用于阴虚咳嗽人群。

· 百合固金口服液的配伍

君			臣		佐				使
百合	地黄	熟地黄	玄参	麦冬	白芍	当归	桔梗	川贝母	甘草
养阴润肺、清心安神	养阴生津、清热凉血	补血滋阴、益精填髓	清热凉血、滋阴降火	养阴生津、润肺清心	养血调经、敛阴止汗	补血活血	宣肺利咽祛痰	清热润肺、化痰止咳	祛痰止咳、调和诸药

❖ 有痰无声，用香砂六君丸

"有痰无声为嗽"，这种咳嗽主要表现为咯痰较多，但是一般情况下并无咳嗽症状。这种咳嗽表明人体内痰湿较重，痰湿体质人群高发。

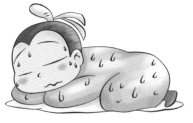

患者形体多肥胖，不爱动，老想躺着。

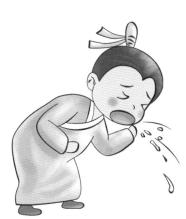

喉咙总感觉有痰，异物感很重，想吐，吐出来的痰也多，但是不怎么咳嗽。

李时珍说："脾为生痰之源，肺为贮痰之器。"脾胃虚弱，饮食水谷代谢异常，不归正化变成痰湿，随气上升容易留储于肺。而治病需分清主要矛盾和次要矛盾，既然是没有咳嗽的肺病症状，那么自然就应责之于脾胃，抓住脾胃亏虚这个主要矛盾。只要将脾胃的运化功能调理至正常状态，痰湿自然就能消退，咯痰即可解除。治疗此类痰多咳嗽，推荐使用香砂六君丸。

香砂六君丸益气健脾和胃，应用于这种"有痰无声"的咳嗽非常适宜。方中党参、炒白术、茯苓、炙甘草有健脾益气之功，与陈皮、姜半夏、木香、砂仁四味药物共奏化痰、和胃之效，诸药合用，使脾胃健而痰湿化，咯痰自止。

香砂六君丸

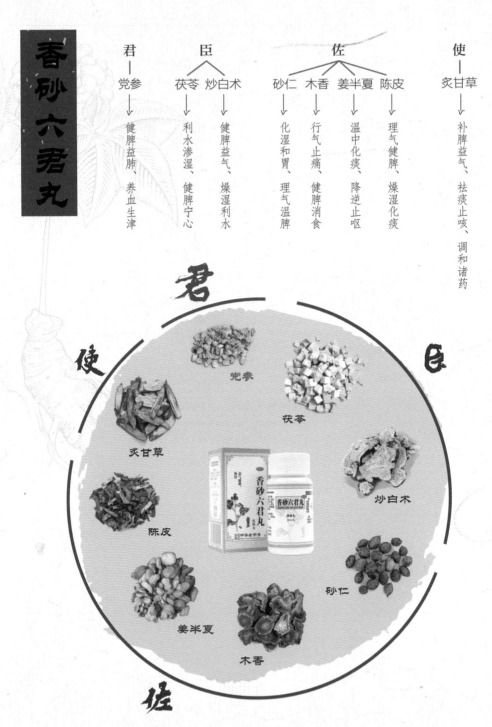

君	臣		佐				使
党参	茯苓	炒白术	砂仁	木香	姜半夏	陈皮	炙甘草
↓	↓	↓	↓	↓	↓	↓	↓
健脾益肺、养血生津	利水渗湿、健脾宁心	健脾益气、燥湿利水	化湿和胃、理气温脾	行气止痛、健脾消食	温中化痰、降逆止呕	理气健脾、燥湿化痰	补脾益气、祛痰止咳、调和诸药

君

使

臣

党参

茯苓

炙甘草

炒白术

香砂六君丸

陈皮

砂仁

姜半夏

木香

佐

消化不好、胃不舒服时，不少人会用香砂六君丸和香砂养胃丸，其实这两者区别很大。香砂六君丸益气健脾，用于脾虚气滞、寒阻中焦引起的胃部不适，而香砂养胃丸主要是温中和胃，用于胃阳不足引起的胃部不适。

痰也分寒热，应辨证化痰

痰湿体质的人形体多肥胖，膀大腰圆，咳嗽痰多，容易困倦，身重不爽，喜欢吃甜味、油腻的食物。

❖ 痰湿体质易得痰湿咳嗽

中医认为"脾主运化""胃主受纳"，若饮食负荷超过自身脾胃的代谢能力，则体内必然会聚湿生痰，而痰随气升降，常常由中焦脾胃上干上焦肺脏，从而引起痰湿咳嗽。

痰湿在人体内也会有偏寒、偏热的差别。这是因为每个人体质禀赋不同，阳气强弱程度存在差异。多数情况下，机体内代谢异常而产生的痰湿不发生转化，其寒热之象不显著，只是引起咳嗽，称为痰湿咳嗽。而如果有的人体内阳气较旺盛，痰即从热化，转变成痰热咳嗽。相反，若有的人体内阳气明显虚弱，或因为误诊误治损伤了阳气，痰湿可从寒化，成为"寒饮"潜伏于体内。小青龙合剂（详见第77页）即治疗寒饮咳嗽的中成药。

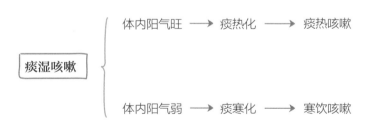

体内阳气旺 ⟶ 痰热化 ⟶ 痰热咳嗽

痰湿咳嗽

体内阳气弱 ⟶ 痰寒化 ⟶ 寒饮咳嗽

❖ 痰湿蕴肺咳嗽，用橘红痰咳液

痰湿蕴肺咳嗽的主要症状有咳嗽反复发作，尤以晨起咳嗽较重，咳声重浊，痰多且黏腻或稠厚成块，颜色为白色或灰色。有的患者还伴有胸闷气憋的情况，痰出则咳缓、胸闷减轻，舌苔白腻。

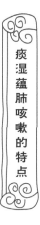

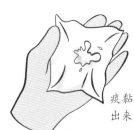

痰黏腻，需要用力才能咳出来，有时是一块一块的。

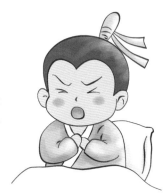

咳嗽较多，气管被刺激收缩，导致呼吸不畅，气息堵在胸口，就是俗称的"一口气上不来"的感觉。

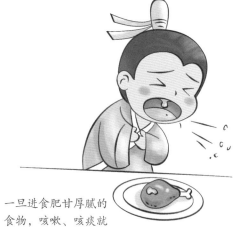

一旦进食肥甘厚腻的食物，咳嗽、咳痰就会明显加重。

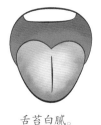

舌苔白腻。

这种咳嗽还有一个特点：无痰或痰少时，不咳嗽或者咳嗽很轻；一旦进食肥甘厚腻的食物，就必然咳嗽，咳痰明显加重。针对痰湿引起的咳嗽，治疗重点是化痰止咳，推荐使用橘红痰咳液。

· 橘红痰咳液的配伍

君	臣		佐				使
化橘红	蜜百部	制半夏	五味子	苦杏仁	白前	茯苓	甘草
理气宽中、燥湿化痰	润肺下气止咳	燥湿化痰	收敛固涩、益气生津	降气止咳平喘	降气消痰止咳	利水渗湿、健脾宁心	补脾益气、祛痰止咳、调和诸药

橘红痰咳液，其君药橘红以产自广东化州者为上品。因具有优良的理气宽中、燥湿化痰的药用效果，化橘红在明清时期成为贡品。橘红痰咳液内有制半夏、茯苓帮助君药行气化痰利湿，蜜百部、苦杏仁、白前、甘草止咳，诸药合用，可消痰止咳，适用于治疗痰湿咳嗽。

❖ 痰热咳嗽，用二母宁嗽丸

痰热咳嗽的主要症状有咳嗽气息急促，或喉中有痰声，痰多黏稠或为黄痰，咳吐不爽，或痰有热腥味，热重者可能咳吐血痰，同时伴有胸胁胀满、面红、发热、口干想喝水等症状，舌质红，舌苔薄且黄腻。

痰热咳嗽的特点

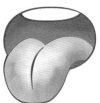

舌苔薄且黄腻。

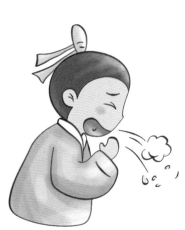

咳嗽时气息急促，呼吸不畅，或喉中有痰声，痰多黏稠或为黄痰。

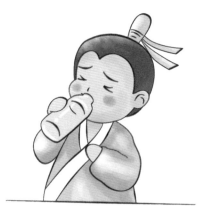

身体发热，口干现象比较严重，总想喝水。

与痰湿咳嗽相比，痰热咳嗽同样有痰，只不过痰从热化，所以颜色发黄，还伴有口渴欲饮等热象。治疗这种咳嗽，仅仅化痰止咳，疗效不是很好，必须同时兼以清热，痰无热蒸才容易排出或清除。推荐选用清热化痰的中成药二母宁嗽丸。

· 二母宁嗽丸的配伍

君		臣					佐				使
川贝母	知母	炒瓜蒌子	石膏	炒栀子	黄芩	蜜桑白皮	麸炒枳实	陈皮	茯苓	蒸五味子	炙甘草
清热润肺、化痰止咳	清热泻火、滋阴润燥	润肺化痰、滑肠通便	清热泻火、除烦止渴	清热利湿、凉血解毒	清热燥湿、泻火解毒	泻肺平喘、利水消肿	破气消积、化痰散痞	理气健脾、燥湿化痰	利水渗湿、健脾宁心	收敛固涩、益气生津	补脾益气、祛痰止咳、调和诸药

二母宁嗽丸中，川贝母、知母二药为君药。川贝母主产于我国四川、西藏、青海等地，是清热润肺化痰的名贵中药，善治肺热、咳嗽多痰。知母质润性寒，善于清火。二药相须为君药。炒瓜蒌子、石膏、炒栀子、黄芩、蜜桑白皮清肺泻火，为臣药。麸炒枳实、陈皮、茯苓行气化痰利湿，蒸五味子敛肺止咳平喘，为佐药。全方既清热又化痰止咳，是治疗痰热咳嗽的理想中成药。

除此以外，患者也可根据实际情况选用清肺宁嗽丸、橘红丸、清肺化痰丸等中成药，其组方与二母宁嗽丸相仿。

防不胜防受风邪，咽痒咳嗽要祛风

中医认为，"风"为百病之长，许多外感疾病常常有风邪的参与。比如寒邪、湿邪侵犯人体，往往都有风邪为它们"领路"。当然，风邪也可以单独致病。风邪致病具有突发性、游走性的特点，古人说"风善行而数变"，风邪致病让人防不胜防，措手不及。

◈ 风邪咳嗽，包含过敏性咳嗽和过敏性鼻炎

风邪咳嗽一般来时莫名其妙，还经常伴随咽喉部位发痒，严重时患者还会畏风，一见凉风，咳嗽咽痒等会明显加重，有时候还伴有鼻塞、鼻痒、打喷嚏、流清涕等。对于上述状况，西医称为"过敏性咳嗽"，症状特点描述为阵发性、刺激性干咳，如果同时有鼻部症状，则认为患者合并有"过敏性鼻炎"。而从中医角度看，不论是过敏性咳嗽还是过敏性鼻炎，其中都有风邪在捣鬼，风邪侵袭人体肌表，引起肺气失于宣发肃降，于是出现上述症状。

◈ 风邪侵袭，肺气上逆引发咳嗽

肺五行属金，司呼吸，主一身之气，具有宣发肃降的气化特点。如果人肺气充沛，就能够很好地宣发卫气，卫气是保卫身体健康的重要屏障，卫气充足则人体免疫力较强，不易感冒、咳嗽等；而倘若人体肺气不足，卫气得不到有效宣发，则机体免疫力会下降，很容易遭受外界风邪等六淫邪气的侵袭，受风以后肺气宣发进一步受阻，肺的肃降功能会被打乱，于是出现咳嗽、气喘等肺气上逆的病证。

中医认为，肺气通于天，人体呼吸之气与自然界直接相通，因此环境变化首先影响人体肺气。

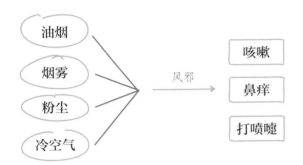

不少过敏性咳嗽、鼻炎患者对油烟、烟雾、粉尘、冷空气等特别敏感，一闻便出现咳嗽、鼻痒、打喷嚏等典型发病症状。

可能有人会疑惑，油烟、烟雾、粉尘这些东西是有形的，又不是风，怎么会诱发上述症状呢？其实，油烟、烟雾、粉尘都是悬浮在空气中的微小颗粒，能够随风流动，具有"风"较易变动的特点，所以同样属于风邪，进入呼吸道后会影响肺脏功能。而冷空气更不必说，气属于阳，寒属于阴，冷空气实质上就是中医讲的风寒。人体肺气不足，风寒就会侵犯肌表，自然容易诱发肺部疾病。

过敏性咳嗽在长时间讲话的情况下也会出现。从中医角度看，讲话是一个耗气的过程，肺气充沛方能长时间说话而不累。如果本身肺气不足，话说多了肺气更虚，宣发肃降功能出现异常，故而引起咳嗽。

❖ 风邪咳嗽，用玉屏风口服液

咳嗽咽痒的根本原因是人体肺气不足，导致风邪侵袭。打铁还需自身硬，补足肺卫之气才是王道，即所谓"正气存内，邪不可干"。

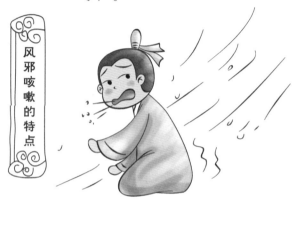

风邪咳嗽的特点

畏风，一见凉风就咳嗽咽痒，咽喉异物感很重，忍不住想咳嗽，但是又咳不出太多痰，多数为干咳。

鼻塞、鼻痒，每天多次打喷嚏，一次会打三四个，同时流清鼻涕，反复擤鼻涕也不见症状减轻。

想要解决风邪咳嗽，推荐使用益气固表的中成药玉屏风口服液（详见第51页玉屏风散的说明）。方中黄芪"入肺补气，入表实卫，为补气诸药之最"，白术健脾益气、固表止汗、充实卫气，同时五行"土能生金"，补脾气可以间接补肺气。加入少量防风发散风邪，跟补气药相辅相成。黄芪得防风，则固表而不留邪；防风得黄芪，则祛邪而不伤正。三药合用，能够达到补益肺气、固表祛风的目的，因此适用于见风就咳嗽咽痒的过敏性咳嗽，同时也适用于见风即鼻痒、打喷嚏的过敏性鼻炎，还适用于体虚易感冒人群，有助于增强体质，降低感冒频率。

伍·咽喉炎早用药，谨防变成『老顽固』

咽喉疼痛莫小瞧，咽炎喉炎宜分清

咽喉异物咯不出，梅核气病老顽固

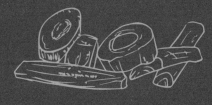

咽喉疼痛莫小瞧，咽炎喉炎宜分清

当人咽喉疼痛时，一般会被认为得了咽喉炎。其实，从严格意义上来说，咽炎和喉炎属于两种疾病，具有多种不同之处。

◈ 咽炎与喉炎的异同

发病部位不同：咽炎和喉炎分别为咽部炎症与喉部炎症。咽部和喉部是毗邻的两个区域。通常认为，会厌平面以上属于咽部，而会厌、声带属于喉部。

发作症状差异：咽炎有明显的疼痛感，但患者的声音不会出现明显嘶哑。喉炎患者除了有疼痛感，还会有声音嘶哑的症状。另外，咽炎通常不会影响呼吸，而喉炎如果严重，则会导致呼吸道受累，引起不同程度的呼吸困难。

咽炎和喉炎都要忌口：咽炎和喉炎各自分急性和慢性，因此治疗方法有区别。但无论是咽炎还是喉炎，在药物治疗之外，都应该注重忌口，忌烟酒和辛辣、鱼腥食物，亦要注意慎言，尽量少说话，避免大声说话。

◈急性咽炎，用蓝芩口服液

急性咽炎起病比较急，主要症状有咽部感觉灼热，进而发展为疼痛、吞咽不适，严重时可延伸至耳部疼痛，患者常伴有全身症状，如发热、畏寒、头痛等。

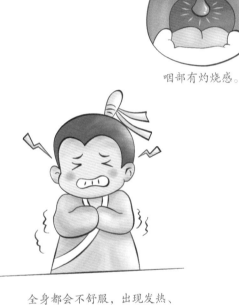

咽部有灼烧感。

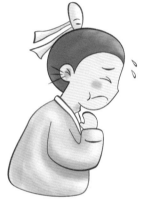

急性咽炎的特点

全身都会不舒服，出现发热、畏寒、头痛等症状。

咽部干燥发痒，咽痛明显，吞咽不适，疼痛可延伸到耳部，严重者可累及喉部，出现咳嗽、声音嘶哑等症状。

治疗上应该清热解毒、化痰利咽，中成药可以选择蓝芩口服液。蓝芩口服液具有利咽消肿之功效，适用于急性咽炎所致的咽痛、咽干、咽部灼热等。本病亦可以选用甘桔冰梅片（详见第100页）。

蓝芩口服液

君药	臣药	佐药

君药
- 板蓝根 → 清热解毒、凉血利咽
- 黄芩 → 清热燥湿、泻火解毒

臣药
- 栀子 → 清热利湿、凉血解毒
- 胖大海 → 清热润肺、利咽开音

佐药
- 黄柏 → 清热燥湿、解毒疗疮

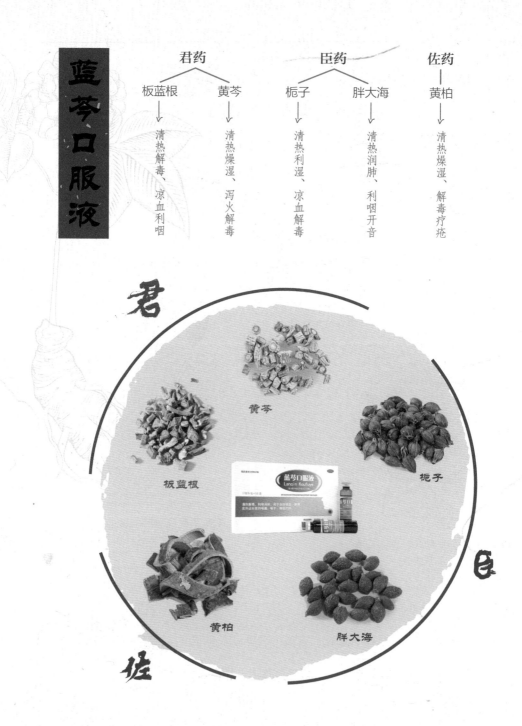

君

臣

佐

黄芩

板蓝根

栀子

黄柏

胖大海

蓝芩口服液脱方于温病千年名方——黄连解毒汤。该方主治实热火毒、三焦热盛之证，其清热泻火解毒的功效备受世人推崇。

❖ 慢性咽炎，用咽炎片

慢性咽炎症状顽固，缠绵难愈，无明显的全身症状。由于痰液黏稠，常常附着在咽后壁，所以患者常常在早晨起床的时候出现干咳症状，伴随恶心、干呕。

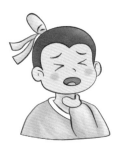

咽喉干燥、发痒、有异物感，痰黏不易咳出。

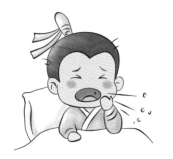

常常在早晨起床、刷牙的时候出现恶心、干呕、干咳的症状。

慢性咽炎的特点

在治疗上，除清热解毒利咽之外，还应重视滋阴，因此可选用中成药咽炎片。咽炎片养阴润肺、清热解毒、清利咽喉、镇咳止痒，适用于慢性咽炎引起的咽干、咽痒、刺激性咳嗽等。

· 咽炎片的配伍

君	臣			
玄参	板蓝根	青果	牡丹皮	地黄
清热凉血、滋阴降火、解毒散结	清热解毒、凉血利咽	清热解毒、利咽生津	清热凉血、活血化瘀	清热凉血、养阴生津

佐						使
薄荷素油	蝉蜕	制款冬花	制百部	麦冬	天冬	木蝴蝶
疏散风热、利咽	疏散风热、利咽	润肺下气、止咳化痰	润肺止咳	养阴生津、润肺清心	养阴润燥、清肺生津	清肺利咽、疏肝和胃

❖ 急性喉炎，用甘桔冰梅片

急性喉炎起病较急，起初患者声音粗糙、低沉，之后沙哑，严重时会失声，可伴有轻微咳嗽、咳痰，喉部不适或疼痛，一般不严重，不影响吞咽。

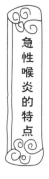

急性喉炎的特点

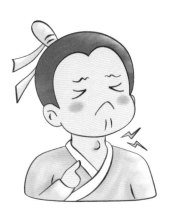

喉部有轻微疼痛，发声时疼痛加重，自觉喉部不适，有干燥感、异物感。

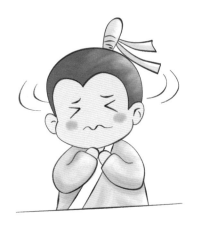

症状较轻时，音调变低、变粗；严重时，声音嘶哑，甚至失声。

治疗方法为清热开音，可选用的中成药为甘桔冰梅片。甘桔冰梅片适用于风热犯肺引起的失音声哑、咽痛、咽干灼热、咽黏膜充血等。

· 甘桔冰梅片的配伍

君		臣			佐		使
甘草	桔梗	冰片	去核乌梅	青果	蝉蜕	射干	薄荷
清热解毒、祛痰止咳	宣肺利咽祛痰	清热止痛	敛肺生津	清热解毒、利咽生津	疏散风热、利咽	清热解毒、消痰利咽	疏散风热、利咽

❖ 慢性喉炎，用黄氏响声丸、西瓜霜润喉片

多数慢性喉炎患者晨起时声音正常，但话讲多了就会声音嘶哑，严重者甚至会失声，停止讲话一段时间之后，声音嘶哑程度可以减轻。

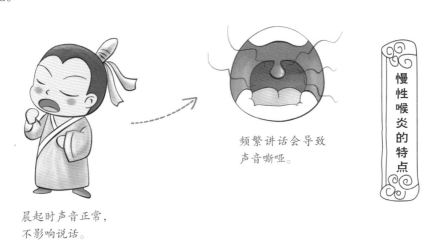

频繁讲话会导致
声音嘶哑。

慢性喉炎的特点

晨起时声音正常，
不影响说话。

不过，也有反过来的现象，即晨起时声音嘶哑，说话后嘶哑程度逐渐减轻。慢性喉炎的主要症状有喉咙干涩发痒、喉部疼痛，有的患者还会干咳；由于黏痰多，一些患者会不由自主地清嗓子。

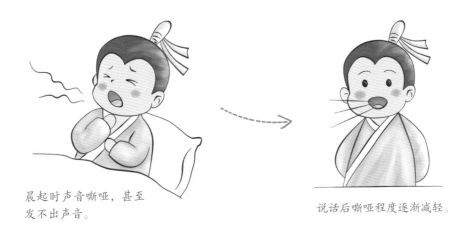

晨起时声音嘶哑，甚至
发不出声音。

说话后嘶哑程度逐渐减轻。

治疗上应清热化痰、利咽开音，可选用中成药黄氏响声丸。全方疏风清热、化痰散结、利咽开音，适用于声音嘶哑、咽喉肿痛、咽喉灼热有痰。通用的中成药还有西瓜霜润喉片。西瓜霜润喉片具有清音利咽、消肿止痛的功效，广泛用于咽喉肿痛，声音嘶哑，口舌生疮，急、慢性咽喉炎，急、慢性扁桃体炎，口腔溃疡，牙龈肿痛等。

·西瓜霜润喉片的配伍

君	臣	
西瓜霜	薄荷素油、薄荷脑	冰片
清热泻火、消肿止痛	疏散风热、利咽	清热止痛

要重视小儿急性喉炎

小儿急性喉炎的症状与成年人有所差异，起病很急，患儿声音嘶哑，呈现出犬吠样咳嗽、吸气性喉喘鸣和吸气性呼吸困难。如果治疗不及时，患儿可能出现面色苍白、发绀，神志不清，甚至会因呼吸循环衰竭而引起生命危险，家长需要格外重视。

黄氏响声丸

君	臣	佐	使
桔梗	方儿茶 浙贝母 胖大海 诃子肉 蝉蜕 薄荷、薄荷脑	连翘 酒大黄 川芎	甘草

君
桔梗
↓
宣肺利咽祛痰

方儿茶
↓
止血定痛、清热化痰

浙贝母
↓
解毒散结消痈

胖大海
↓
清热润肺、利咽开音

诃子肉
↓
敛肺止咳、降火利咽

蝉蜕
↓
疏散风热、利咽

薄荷、薄荷脑
↓
疏散风热、利咽

连翘
↓
清热解毒、消肿散结

酒大黄
↓
泻下攻积、清热泻火

川芎
↓
活血行气、祛风止痛

甘草
↓
清热解毒、祛痰止咳

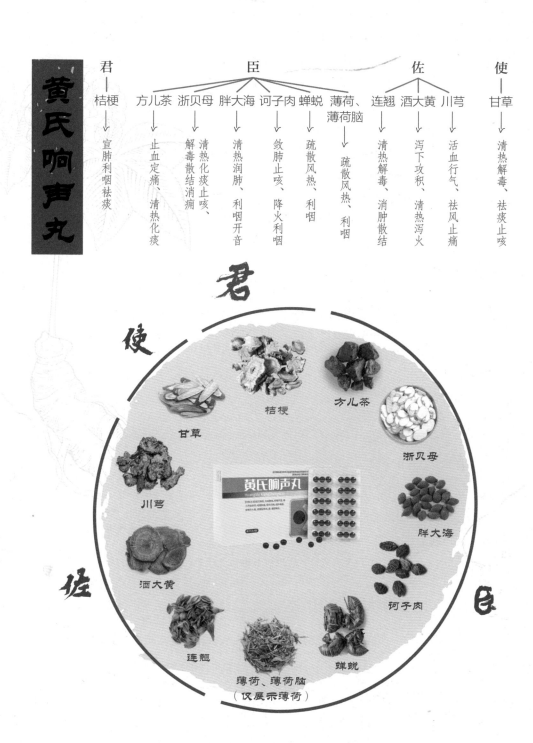

君

使

臣

佐

甘草

桔梗

方儿茶

浙贝母

川芎

胖大海

酒大黄

诃子肉

连翘

蝉蜕

薄荷、薄荷脑
（仅展示薄荷）

老人、儿童、阴虚火旺者、脾胃虚弱者和胃寒便溏者要慎用黄氏响声丸。患者服药期间，忌食辛辣、油腻、鱼腥食物，须戒烟酒。

咽喉异物咳不出，梅核气病老顽固

临床上，经常有患者反映一种情况：咽喉部有异物感，好像有痰阻塞在咽喉中，想咳咳不出来，想咽咽不下去。"好像有痰"，但其实并没有痰。对于这种感觉，古人认为就好像梅核梗阻在咽喉，吐不出、咽不下，于是起了个专有名称"梅核气"。

本病首载于张仲景的《金匮要略》："妇人咽中如有炙脔，半夏厚朴汤主之。"梅核气多见于中青年女性，男性也有一定发生率，其咽喉部虽有异常感觉或幻觉，但对吞咽、饮食并无妨碍。

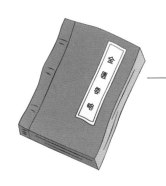

《金匮要略》是东汉著名医学家张仲景所著《伤寒杂病论》的杂病部分，是我国现存最早一部论述杂病诊治的专书，原名《金匮要略方论》。"金匮"是存放古代帝王圣训和实录的地方，意指本书内容之珍贵。

❖ 梅核气，病在肝

梅核气是如何产生的呢？从脏腑来说，主要病位在肝，肝主疏泄，最恶抑郁。因此，情志不畅则肝气易郁结，而气郁日久则可循经上逆咽喉，而致梗阻。除了肝，咽喉为水谷之道，故而脾失健运，涎聚咽喉，咽喉失养等，亦可产生异物感。而此等异物感之时作时止、时轻时重者，则又多合并或夹有肝郁。综合而言，梅核气的产生，与肝失疏泄、痰凝气滞、脾失健运有关。

❖ 肝失疏泄导致梅核气，用柴胡舒肝丸

肝失疏泄导致的梅核气发作症状时轻时重。症状轻重与情绪有关，患者情志不畅的时候加重，可伴嗳气、胸胁胀痛、舌淡苔薄；而情绪舒缓时，症状可能减轻。

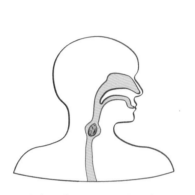

咽喉部位像是被一颗梅核卡住，吞不下去，也咳不出来。

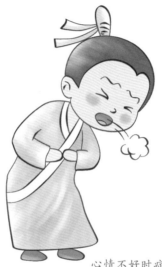

肝失疏泄梅核气的特点

心情不好时症状加重，患者会出现嗳气、反酸、腹胀、胸胁胀痛等情况。

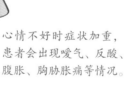

总是有呕吐感，白天时有发生，夜间或睡觉的时候，这种感觉会消失。

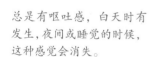

治疗原则为"疏肝降逆"，可选用的中成药为柴胡舒肝丸。柴胡舒肝丸可舒肝理气、消胀止痛，用于肝失疏泄引起的梅核气。

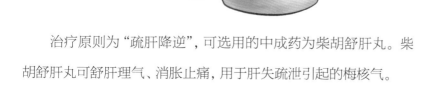

❖痰凝气滞导致梅核气，用金嗓利咽丸

痰凝气滞导致的梅核气主要症状有咽喉梗阻，时轻时重，患者如果用力咳吐，可咳出少量黏痰；口腻不爽，可伴嗳气、恶心想吐、胸闷胁胀等症状；舌质暗滞，舌苔微黄而腻。

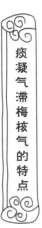

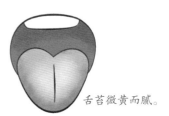

舌苔微黄而腻。

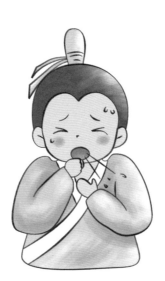

用力咳嗽，可咳出少量痰，口腔里感觉黏黏糊糊，不爽利。

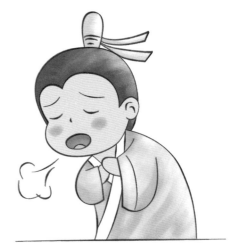

反复打嗝，打嗝的时候恶心感很重，有要呕吐的感觉。

治疗原则为"行气化痰"，可选用的中成药为金嗓利咽丸。全方可疏肝理气、化痰利咽，用于痰湿内阻、肝郁气滞所致的梅核气。

· 金嗓利咽丸的配伍

君		臣				
橘红	炒青皮	紫苏梗	胆南星	炒枳实	法半夏	茯苓
理气宽中、燥湿化痰	疏肝破气、消积化滞	理气宽中、止痛	清热化痰	破气消积、化痰散痞	燥湿化痰	利水渗湿、健脾宁心

佐								使
制厚朴	蝉蜕	生姜	炒六神曲	合欢皮	槟榔	豆蔻	砂仁	木蝴蝶
燥湿消痰、下气除满	疏散风热、利咽	解表散寒、温中止呕	和胃消食	解郁安神、活血消肿	杀虫消积、行气利水	化湿行气、温中止呕	化湿开胃、温脾止泻	清肺利咽、疏肝和胃

治疗梅核气要重视心理疏导

梅核气的产生基于肝失疏泄，肝失疏泄与情绪失常有直接关联。因此，除了药物治疗，治疗梅核气的过程中还要重视患者的心理疏导。过去，梅核气常被归于中医"郁证"范畴，关乎情志。

❖ 脾失健运导致梅核气，用香砂六君丸

脾失健运导致的梅核气，主要症状有咽喉有异物感、微痛，晨起易恶心，可伴脘痞腹胀、肠鸣泄泻等症状，舌质正常或偏淡，舌苔薄腻。

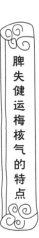

脾失健运梅核气的特点

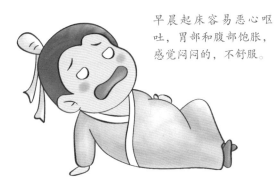

早晨起床容易恶心呕吐，胃部和腹部饱胀，感觉闷闷的，不舒服。

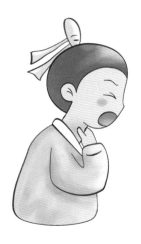

喉咙有异物感，偶尔有轻微疼痛，总体上痛的感觉比较少。

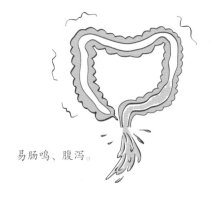

易肠鸣、腹泻。

本类型梅核气的治疗原则为"健脾理气"，推荐的中成药为香砂六君丸(详见第85页)。作为健脾理气的代表方，香砂六君丸使用范围很广。全方能益气健脾和胃，用以治疗脾失健运的梅核气，不仅能缓解咽喉不适，还可以减轻恶心、腹胀、泄泻等。

陆·头痛分缓急，六经辨证来除痛

头痛部位学问多，分经论治细琢磨

分清外感与内伤，头痛来时不慌张

头痛部位学问多，分经论治细琢磨

头为诸阳之会、精明之府。凡手足三阳经均上循于头部，足厥阴肝经亦上会巅顶与督脉相交。故五脏精华之血、六腑清阳之气皆上聚于头。外邪入侵、七情内伤、饮食劳倦、跌打损伤等均可使经络瘀滞不畅、脏腑功能失调，而致头痛发作。所以，根据病情表现、疼痛部位，从医圣张仲景"六经辨证"的原理出发，按六经循行部位，分经络论治头痛，使用恰当的药品，则可获药到痛除之功。

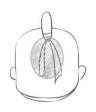
头后部痛，上至头顶，下连颈部，属太阳经。

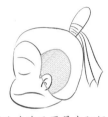
两侧头痛连及耳属少阳经。

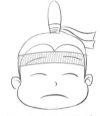
前额痛连及眉棱骨属阳明经。

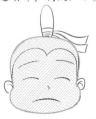
部位不定，多见全头痛，怕冷，属少阴经。

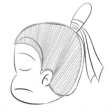
部位不定，或全头痛，往往头痛如裹，属太阴经。

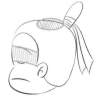
头顶痛，或连及眼睛，属厥阴经。

以六经分治头痛是从《黄帝内经》开始逐渐确立的理论，由医圣张仲景发扬光大。根据头痛发作部位以及伴随症状，可以得出较为明确的判断。生活中，如果病情相对单纯，可以根据上文内容分析选用药品。但是，经络气血的运行是复杂的，头痛发作时又常有多经并发的可能，因此如果自行分析不清，还应及时就医，以免贻误病情。

❖ 阳明经头痛，用防风通圣丸

胃阳明之脉为多气多血之腑，阳明经头痛还易伴随头胀，其发作部位特征在前额，连及眉棱骨。阳明热盛的时候头痛甚则如裂，同时可能伴随发热恶风、面红目赤、口渴喜饮、大便干结、小便短赤、舌质红、舌苔黄等症状。

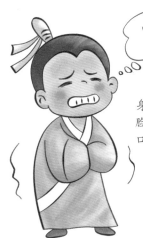

身体发热，害怕风吹，
脸色潮红，眼睛发红，
口渴想喝水。

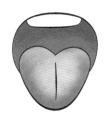

舌质红，舌苔黄。

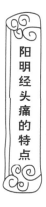

阳明经头痛的特点

头痛的时候还易伴随头胀，其发
作部位在前额，连及眉棱骨。阳
明热盛的时候头痛甚则如裂。

此属风热之邪上犯阳明经脉之证。治疗上或清热或泻下，中成药可以选用防风通圣丸，既可清热，又可泻下，兼顾阳明经头痛的主要矛盾。

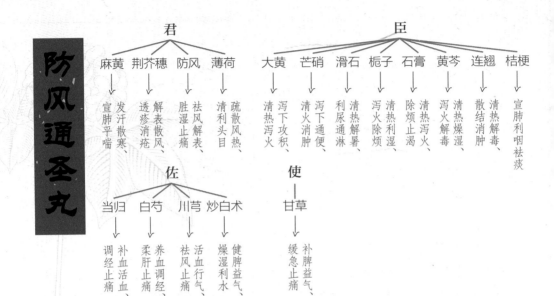

防风通圣丸

君
- 麻黄 → 发汗散寒、宣肺平喘
- 荆芥穗 → 解表散风、透疹消疮
- 防风 → 祛风解表、胜湿止痛
- 薄荷 → 疏散风热、清利头目

臣
- 大黄 → 泻下攻积、清热泻火
- 芒硝 → 泻下通便、清热消肿
- 滑石 → 清热解暑、利尿通淋
- 栀子 → 清热利湿、泻火除烦
- 石膏 → 清热泻火、除烦止渴
- 黄芩 → 清热燥湿、泻火解毒
- 连翘 → 清热解毒、散结消肿
- 桔梗 → 宣肺利咽祛痰

佐
- 当归 → 补血活血、调经止痛
- 白芍 → 养血调经、柔肝止痛
- 川芎 → 活血行气、祛风止痛
- 炒白术 → 健脾益气、燥湿利水

使
- 甘草 → 补脾益气、缓急止痛

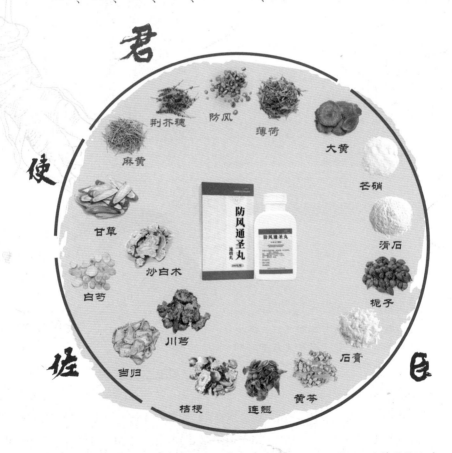

防风在古代又被称作屏风。屏风是我国古人普遍使用的家具，可以挡风，此药就好比为肌表加了一面御风的屏障。防风通圣丸也可以用于治疗过敏性鼻炎。

◈ 少阳经头痛，用小柴胡颗粒

少阳为三阳枢纽。一旦恚怒气结，邪犯少阳，经络阻塞，开阖不利，头痛就易发生于两侧太阳穴附近，甚则连及耳部，疼痛性质以胀痛为甚，因此少阳头痛的特征就是两侧头痛，伴寒热往来，患者常有胸胁苦满、口苦咽干、目眩、心烦、喜呕不欲食、舌苔薄白等症状。

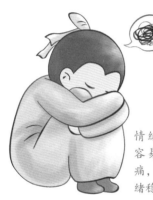

情绪波动剧烈，很容易引起少阳经头痛，平时要保持情绪稳定，少生气。

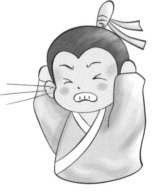

头痛发生在两侧太阳穴附近，甚则连及耳部，以胀痛为甚。

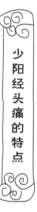

少阳经头痛的特点

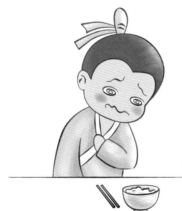

胸胁部满闷不舒，嘴里发苦，咽部干涩，同时目眩，老想呕吐，吃不下饭。

少阳经头痛之发作，多与患者精神抑郁、情绪不宁有关。治疗上可选用小柴胡颗粒(详见第38页)，以和解少阳、解表散热、疏肝和胃。

❖ 太阳经头痛，用川芎茶调颗粒

太阳主一身之表，故太阳经头痛常连及项背，因每逢阴寒天冷易发，患者常喜裹头，有恶风、畏寒、鼻塞、流涕、口不渴、舌苔薄白等症状。此系风寒之邪外束太阳经脉之证。风寒稽留不去，头痛则久而不愈，休作无时。

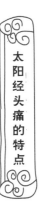

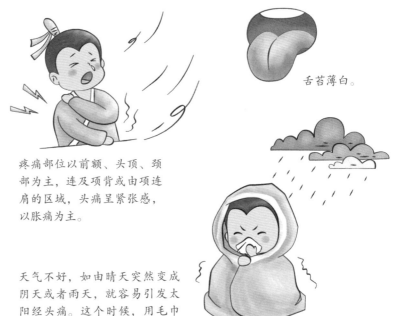

舌苔薄白。

疼痛部位以前额、头顶、颈部为主，连及项背或由项连肩的区域，头痛呈紧张感，以胀痛为主。

天气不好，如由晴天突然变成阴天或者雨天，就容易引发太阳经头痛。这个时候，用毛巾包着头，感觉会舒服一些。

太阳经头痛大多数为外感风寒引起，因此在治疗上应该疏风散寒止痛，可以选用川芎茶调颗粒。

· 川芎茶调颗粒的配伍

君	臣		佐				使
川芎	荆芥	薄荷	防风	细辛	白芷	羌活	甘草
活血行气、祛风止痛	解表散风	疏散风热、清利头目	祛风解表、胜湿止痛	解表散寒、祛风止痛	解表散寒、祛风止痛	解表散寒、祛风止痛	补脾益气、清热解毒

❖ 太阴经头痛，用藿香正气口服液

足太阴脾经为后天之本，主身之肌肉，以阳气为本运化水湿。风湿之邪内犯，"始虽外受，终归脾胃"，脾运失司，郁滞不化，风湿之邪上扰清窍，清阳不得舒展，故见头痛如裹，昏蒙不舒，沉重闷痛，伴肢体困重、胸闷腹胀、呕恶痰涎、食欲不振、大便溏泻、小便不利、苔白厚腻。

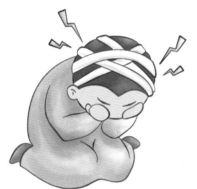

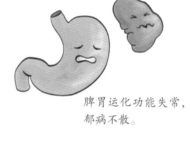

脾胃运化功能失常，郁病不散。

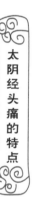

太阴经头痛的特点

头部出现束缚感，伴有沉沉的闷重感，可能发生在头顶或后脑勺，有持续性的疼痛。

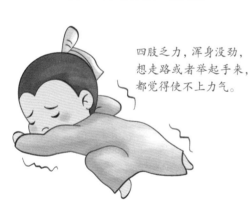

四肢乏力，浑身没劲，想走路或者举起手来，都觉得使不上力气。

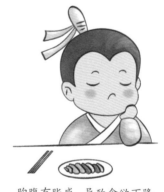

胸腹有胀感，导致食欲下降，不想吃东西。

在治疗上，应该以健脾化湿祛风为主要方向，可选用藿香正气口服液（详见第47页），既可以解表化湿，又可以理气和中，适用于足太阴脾经被风湿困遏的头痛病证。

❖少阴经头痛，用桂附地黄丸

足少阴肾经为先天之本，元气之根。元气不足，全身之阳气不能生发。阳虚阴盛，无以固表卫外，故极易复感外邪。风寒之邪乘虚而入，故见头隐隐冷痛突然加剧，患者背部发冷、身微发热、恶寒甚剧、肢冷神疲、倦怠欲寐、腰膝酸软、舌淡苔白。

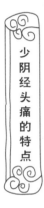

少阴经头痛的特点

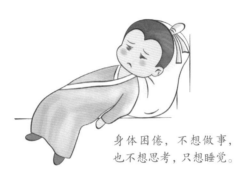

身体困倦，不想做事，也不想思考，只想睡觉。

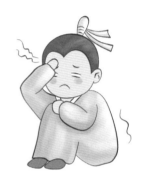

头隐隐冷痛的症状会突然加剧，身微发热，四肢发冷，神情疲惫，腰膝酸软。

害怕吹风，风一吹就觉得浑身发冷，以背部最为明显。

治疗上应温补肾阳，可选用桂附地黄丸。全方温补肾阳，待肾阳充足，恢复元气，则头痛可缓解。

·桂附地黄丸的配伍

君		臣			佐		
肉桂	制附子	熟地黄	酒萸肉	山药	茯苓	泽泻	牡丹皮
补火助阳、散寒止痛	补火助阳、散寒止痛	补血滋阴、益精填髓	补益肝肾、收涩固脱	补脾养胃、生精补肾	利水渗湿、健脾宁心	利水泄热、化浊降脂	清热凉血、活血化瘀

❖ 厥阴经头痛，用乌梅丸

足厥阴肝经的头痛，无论外感内伤、寒热虚实，均可见头部巅顶疼痛，连及目系。患者巅顶冷痛，并见面色青白，干呕、吐涎沫，痰多气喘，严重时四肢厥冷，舌苔白。

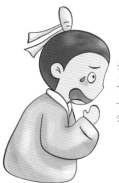

头顶正中央出现疼痛，呈现紧缩或压迫感，并且持续一段时间，疼痛会发散到眼睛附近。

厥阴经头痛的特点

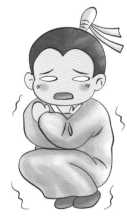

四肢末端发凉，脉搏减弱，面色苍白，严重者可能出现四肢发麻的症状。

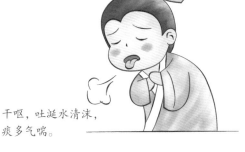

干呕，吐涎水清沫，痰多气喘。

治疗上应温肝散寒、降逆止呕、缓肝调中、清上温下，可选用乌梅丸。乌梅丸的适用病证范围很广，可治疗厥阴病出现的各类症状。

· 乌梅丸的配伍

君	臣		佐						
乌梅肉	花椒	细辛	黄连	黄柏	制附子	桂枝	干姜	当归	人参
生津涩肠	温中止痛	解表散寒、祛风止痛	清热燥湿、泻火解毒	清热燥湿、泻火除蒸	补火助阳、散寒止痛	温通经脉、助阳化气	回阳通脉、温肺化饮	补血活血、调经止痛	补脾益肺、生津养血

分清外感与内伤，头痛来时不慌张

头痛是以患者自觉头部疼痛为特征的症状，引发头痛的原因可分为外感与内伤。

❖ 外感头痛发病急，内伤头痛易反复

头为"诸阳之会""精明之府"，太阳、阳明、少阳等手足经皆交会于头，五脏经血、六腑清阳之气亦均上荣于头，所以不仅外邪侵袭、经络受阻、气血被遏可致头痛，内伤杂病、脏腑功能失调也可使头部气血逆乱或气血不能上荣而导致头痛。前者称为外感头痛，后者称为内伤头痛。

外感头痛大多数发病急骤，且伴随外感表证，也就是往往伴随着发热、恶寒等外感症状，而内伤头痛大多数是反复发作、慢性发作，病史多在一年以上。分清外感与内伤是治疗头痛的重要前提。

外感头痛根据寒热属性的不同，又可以分为风寒头痛和风热头痛。内伤头痛多因肝、脾、肾三脏的病变及气血失调引起，以虚证居多，一般分为气虚、血虚、肾虚，也有先虚后实、虚实夹杂的情况，比如瘀血、痰湿、肝阳上亢等。

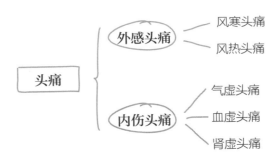

❖ 外感风寒头痛，用川芎茶调颗粒

风寒头痛指外有风寒表证而头痛剧烈者。主要症状为头部发紧，疼痛发作时往往牵连到颈项及后背部，患者恶寒而喜暖、骨节酸痛、鼻流清涕、舌苔白。

头部发紧，发作时疼痛往往牵连到颈项及后背部。

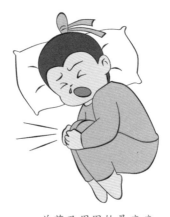

关节及周围软骨疼痛，活动后会感觉关节酸痛，情况严重时难以走路，需要躺下休息。

很怕冷，喜欢多穿衣服，睡觉时要盖很厚的被子，但即使这样还是觉得寒冷不能缓解。

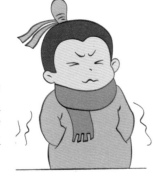

外感风寒头痛的特点

治疗上应该疏散风寒，可以选用川芎茶调颗粒（详见第114页），疏风以止痛，适用于风寒侵袭的外感头痛。

❖ 外感风热头痛，用桑菊感冒片

风热头痛指外感风热引起的头痛。主要症状为发热，患者头部胀痛，甚则如同开裂，遇热加重，目赤面红、口渴喜饮、鼻塞流浊涕、便秘尿赤、舌苔薄黄等。

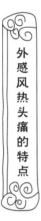

外感风热头痛的特点

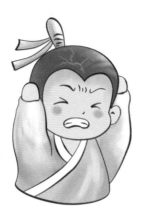

头痛的时候往往伴随头胀，风热炽盛的时候头痛如裂，遇到热的环境则头痛加重。

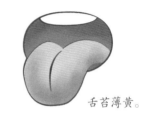

舌苔薄黄。

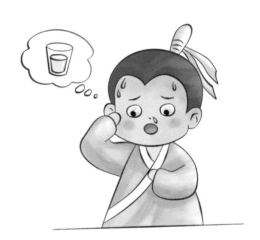

热气太盛，会出现面部潮红、眼睛发红等症状。口渴想喝水，鼻孔堵塞，流浓鼻涕。

治疗上应疏散风热，适用中成药为桑菊感冒片（详见第79页）。该方由古方桑菊饮演变而来，能疏风清热、宣肺止咳，适用于风热感冒初期的头痛，可以缓解咳嗽、口干、咽痛等不适症状。

❖ 气虚头痛，用补中益气丸

气虚头痛指气虚、清阳不升所致的头痛。常兼有神疲乏力、饮食无味，脉弱或大而无力，疲劳后则头痛加重。因为中气亏虚，所以清阳不升，头痛绵绵，尤其是疲劳后头痛会加重。

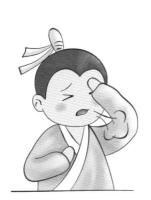

中气亏虚导致身体疲倦、乏力，伴有气短、头晕等症状。

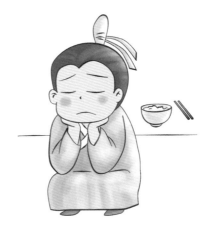

吃东西没有味道，没有食欲。

气虚头痛的特点

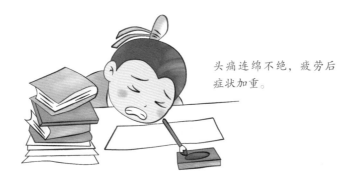

头痛连绵不绝，疲劳后症状加重。

适用中成药为补中益气丸（详见第64页）。全方补中益气、升阳举陷，当中气充足、清阳得升时，则头痛自止。

❖ 血虚头痛，用八珍颗粒

血虚头痛指因血亏不能上荣所致的头痛。症见眉尖至头角抽痛或头部长时间隐隐作痛,患者头昏目花、面色苍白、心悸、舌质淡。

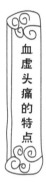

血虚头痛的特点

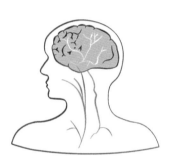

血亏导致血液向大脑供给不足,进而导致头痛。

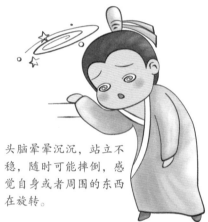

头脑晕晕沉沉,站立不稳,随时可能摔倒,感觉自身或者周围的东西在旋转。

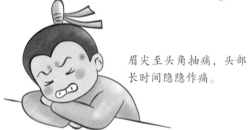

眉尖至头角抽痛,头部长时间隐隐作痛。

治疗上以补血为主,可以选用的中成药有八珍颗粒。全方能够补气益血,除了治疗血虚头痛,也适用于血虚造成的各种不适症状。

· 八珍颗粒的配伍

君		臣				佐	使
党参	熟地黄	炒白术	茯苓	当归	炒白芍	川芎	炙甘草
养血生津、健脾益肺	补血滋阴、益精填髓	健脾益气、燥湿利水	利水渗湿、健脾宁心	补血活血、调经止痛	养血调经、柔肝止痛	活血行气、祛风止痛	补脾益气、调和诸药

◈ 肾阴虚头痛，用杞菊地黄丸

肾虚头痛指肾中元阴或元阳虚衰所致的头痛。肾虚又分肾阴虚和肾阳虚。肾阴虚头痛者，症见头脑空痛、头晕耳鸣、腰膝无力或遗精带下、舌质红。

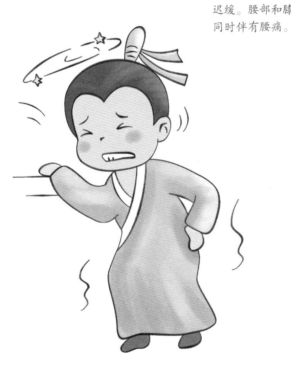

头晕眼花、头痛，会出现记忆力减退、注意力不集中、思维迟缓。腰部和膝部酸软无力，同时伴有腰痛。

肾阴虚头痛的特点

治疗宜以补肾阴为主，可选用中成药为杞菊地黄丸。杞菊地黄丸相当于六味地黄丸加枸杞子和菊花，可滋肾养肝，适用于肝肾阴亏造成的头痛、眩晕、眼花等病证。

杞菊地黄丸

君		臣			佐		
枸杞子	菊花	牡丹皮	酒萸肉	熟地黄	泽泻	茯苓	山药
↓	↓	↓	↓	↓	↓	↓	↓
滋补肝肾、益精明目	散风清热、平肝明目	清热凉血、活血化瘀	补益肝肾、收涩固脱	补血滋阴、益精填髓	利湿泄热	利水渗湿、健脾宁心	补脾养胃、补肾涩精

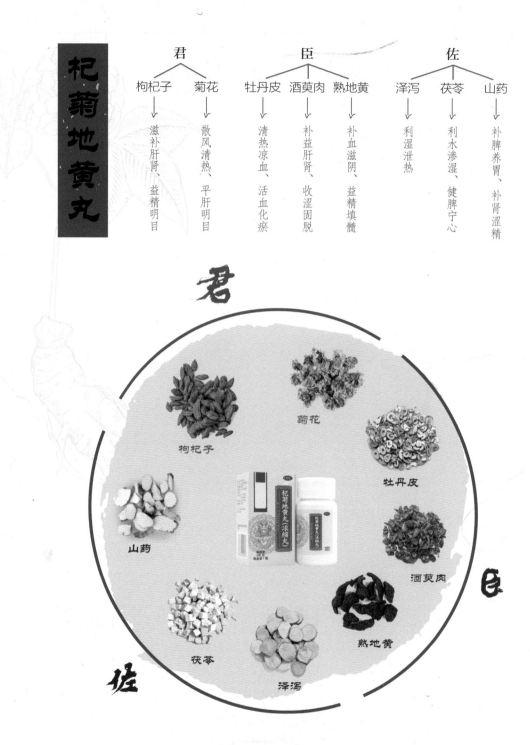

地黄丸有很多种，虽同名为"地黄丸"，但药物成分和功效各有不同。在治疗虚病时，会根据症状在原方六味地黄丸的基础上有所加减，从而使六味地黄丸的治疗范围极为广泛。

❖ 肾阳虚头痛，用右归丸

肾阳虚头痛，主要症状可见头痛而畏寒，患者四肢冰冷、面色白，伴腰酸腿软、舌质淡。

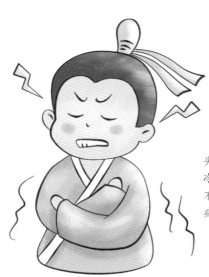

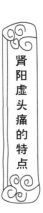

肾阳虚头痛的特点

头痛而面色苍白，四肢总是冰冷，怎么也焐不热，如果保暖不到位，还可能会出现腰膝酸痛、软弱无力等症状。

治疗上应该温补肾阳，可选用中成药为右归丸。右归丸有较好的温补肾阳的作用，适用于肾阳不足、命门火衰引起的病证。

· 右归丸的配伍

君			臣				佐		
鹿角胶	肉桂	炮附片	山药	枸杞子	酒萸肉	熟地黄	菟丝子	盐杜仲	当归
温补肝肾、益精养血	补火助阳、散寒止痛	补火助阳、散寒止痛	补脾胃养、补肾涩精	滋补肝肾、益精明目	补益肝肾、收涩固脱	补血滋阴、益精填髓	补益肝肾、固精缩尿	补肝肾、强筋骨	补血活血、调经止痛

❖瘀血头痛，用血府逐瘀胶囊

瘀血头痛指头部外伤或由久病入络引起的头痛。主要症状有头痛缠绵如针刺，疼痛一般有固定的位置，时发时止、夜晚加重、经久不愈，患者舌质暗紫或有瘀斑等。

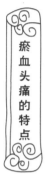

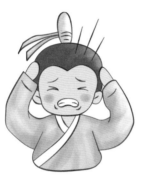

头痛的时候有针扎的感觉。疼痛一般有固定的位置，时发时止。

舌质暗紫或有瘀斑。

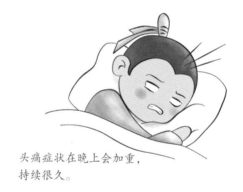

头痛症状在晚上会加重，持续很久。

治疗应以活血化瘀为主，适用中成药为血府逐瘀胶囊。全方可活血祛瘀、行气止痛，对于顽固性的瘀血头痛有着较好的治疗作用。

·血府逐瘀胶囊的配伍

君		臣			佐					使
炒桃仁	红花	赤芍	川芎	牛膝	地黄	当归	桔梗	麸炒枳壳	柴胡	甘草
活血祛瘀	活血通经、散瘀止痛	清热凉血、散瘀止痛	活血行气、祛风止痛	逐瘀通经、引血下行	清热凉血、养阴生津	补血活血、调经止痛	引药上行	理气宽中、行气消胀	疏散退热、疏肝解郁	补脾益气、清热解毒

❖痰湿头痛，用二陈丸

痰湿头痛指痰湿上蒙所致的头痛。清代名医张璐在《张氏医通·诸痛门》中描述道："有痰湿头痛，其人呕吐痰多，发作无时。"主要症状可见头部沉重、疼痛如裹，发作无定时，患者胸腹部胀满不舒、呕吐痰多、舌苔白腻。

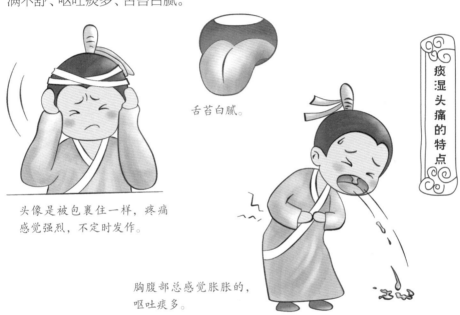

舌苔白腻。

头像是被包裹住一样，疼痛感觉强烈，不定时发作。

胸腹部总感觉胀胀的，呕吐痰多。

痰湿头痛的特点

治疗时可以选用中成药二陈丸。二陈丸具有燥湿化痰、理气和胃的功效，待痰湿祛除，则头痛可止。

·二陈丸的配伍

君	臣	佐	使
制半夏	陈皮	茯苓	甘草
燥湿化痰、降逆止呕	理气健脾、燥湿化痰	利水渗湿、健脾宁心	补脾益气、缓急止痛

❖ 肝阳头痛，用天麻钩藤颗粒

肝阳头痛指肝阳上扰所致的头痛。患者主要症状可见头角及头顶部掣痛或胀痛，有眩晕感，烦躁易怒、睡眠不宁等。

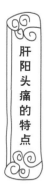

肝阳头痛的特点

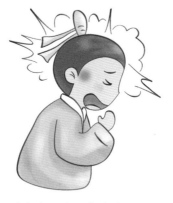

头额部及头顶部疼痛并有抽掣感或胀痛。

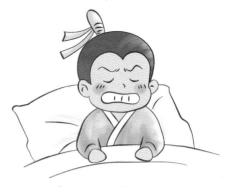

易怒，烦躁不安，睡眠不好，精神比较紧张。

治疗上应该以平肝潜阳为主。可选用中成药为天麻钩藤颗粒，其主要功效为平肝熄风、清热安神。

· 天麻钩藤颗粒的配伍

君		臣	
天麻	钩藤	石决明	牛膝
息风止痉、平抑肝阳	息风定惊、清热平肝	平肝潜阳、清肝明目	逐瘀通经

佐						
盐杜仲	桑寄生	栀子	黄芩	益母草	茯苓	首乌藤
补肝肾、强筋骨	祛风湿、补肝肾	泻火除烦、清热利湿	清热燥湿、泻火斛毒	活血调经	利水渗湿、健脾宁心	养血安神、祛风通络

柒 · 胃胀胃痛，经典老方调脾胃

饮食不节或不洁，胃胀胃痛常相伴

受凉之后胃疼痛，阳虚内寒要温通

胃胀嗳气憋不住，气滞积食要祛除

反酸烧心夜难眠，气机不利别小看

饮食不节或不洁，胃胀胃痛常相伴

胃胀是指心下满而不实，闷塞不通，触之无形而不痛的病证，主要表现为上腹部胀满闷塞，视之无形，触之濡软不痛。胃痛又称"胃脘痛"，以胃脘部疼痛为主要症状。

◈ 胃胀、胃痛有时独立出现，有时合并出现

患者情绪失调，痰、气、食交阻，升降失司，或脾胃不和、寒热错杂、阴阳失调、脾胃虚弱等均可引起胃胀。胃腑宜通，不宜滞结，饮食不调、情志刺激、素体阳虚和复感外寒等，均可使胃气瘀滞，失于通降，胃痛就会发作。胃胀、胃痛有时独立出现，有时合并出现。病位在胃，但与肝、脾关系亦甚密切。

◈ 异常饮食是引起胃胀、胃痛的直接因素

饮食是造成胃胀、胃痛常见的直接因素。饮食可直接作用于胃肠道，正常饮食可以维护脾胃功能，异常饮食可以损害脾胃功能。异常饮食可以概括为"饮食不节"与"饮食不洁"。

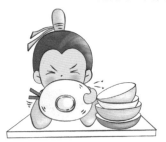

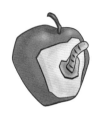

饮食不节，指的是饮食没有规律，或突然暴饮暴食，或突然节食不吃东西，或饮食忽冷忽热，或饥饱不定。所有不规律、不节制的饮食方法，都是饮食不节。

饮食不洁，指的是饮食不干净，或吃了保存不当、变质的食材，或吃了清洗不干净、有细菌或寄生物的食材，或吃了烹饪不当、产生了有害物质的食材。

❖ 异常饮食导致脾胃受伤

饮食伤胃之后引起的胃脘胀闷、疼痛，常伴有嗳腐吞酸，大便秽臭不爽，舌苔垢腻，苔色偏深或偏黄。引起这些症状的机理，主要在于饮食积滞内停，气机受阻，故胸脘痞闷或胀痛；食积中阻，升降功能失常，浊阴不降，则嗳腐吞酸、厌食呕吐；清阳不升，则大便稀溏；舌苔黄且厚腻为有形实邪内停，生湿化热之证。

饮食伤胃造成的胃胀、胃痛，还有一个特点：患者如果同时发生呕吐或者排便，有可能会改善胃胀、胃痛的症状。这是因为呕吐或排便减轻了胃肠的负担。

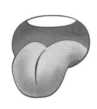

舌苔垢腻，颜色偏深、偏黄。

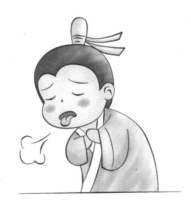

易打嗝，从胃中嗳出来的气味道比较臭，甚至带有酸腐味。

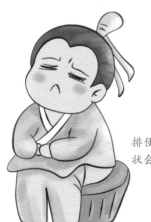

排便后，胃胀、胃痛症状会减轻。

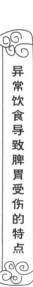

异常饮食导致脾胃受伤的特点

❖ 饮食引起的胃胀、胃痛，用保和丸及香砂平胃丸

治疗饮食伤胃造成的胃胀、胃痛，首推中成药保和丸。该方药力和缓平稳，故以"保和"命名。全方能够消食和胃，是历经千年而不衰的经典处方。保和丸全方配伍很有技巧。本方以山楂为君药，消一切食积，尤其对肉食油腻造成的积滞非常有效。六神曲消食健脾，善消酒食陈腐之积，莱菔子消食下气，善消谷面痰气之积，二者共为臣药。君臣相合，可消各种食积。半夏、陈皮行气化滞、和胃止呕，可消除食阻气机之证；食积内停，易生湿化热，故配茯苓健脾祛湿，和中止泻；连翘清热散结；炒麦芽消食化滞。此五味共为佐药。这些药物使食积得化、胃气得和，共奏消食和胃之功。

胃胀、胃痛的患者还有一种症状，就是打嗝嗳气，而且从胃中嗳出来的气味道比较臭，甚至带有酸腐味，这也是饮食积滞导致的，仍属于保和丸治疗的范畴。因为保和丸里除了包含消食的药，还含有连翘这样的清热药，所以胃里积食并积热也适用保和丸。

除了保和丸，还可以用香砂平胃丸来治疗饮食不节造成的胃胀、胃痛。香砂平胃丸是在古方"平胃散"的基础上改良而成的，具有健胃、舒气、止痛的作用，能够帮助解决胃胀胃痛、反酸嘈杂的症状。

· 香砂平胃丸的配伍

君		臣		佐	使
木香	砂仁	苍术	姜厚朴	陈皮	甘草
行气止痛、健脾消食	化湿开胃、温脾止泻	燥湿健脾、祛风散寒	燥湿消痰、下气除满	理气健脾、燥湿化痰	补脾益气、清热解毒

受凉之后胃疼痛，阳虚内寒要温通

每到夏天，人们会用各种办法来清凉解暑，比如吃冰激凌、喝冰镇饮料，更过瘾的，是在吃火锅、烧烤的时候喝冰镇啤酒或冰的碳酸饮料。殊不知，过量食用生冷食物，频繁冷热交替，胃部根本承受不住这样的刺激和压力，就容易引发胃痛。在夏秋、秋冬等季节交替的时候，很多人加衣不及时，或者害怕身材臃肿而穿衣少，也容易造成胃部受凉，导致胃痛。

◈ 胃阳受损，疼痛来袭

在中医脏腑分类中，胃属于阳，即所谓"胃为阳腑"，在经脉中属于足阳明胃经。胃要蠕动、分解、消化饮食，只有阳气充沛，它才能动力十足。

如果把过度寒冷的饮食直接吃到胃里，外来寒气太重，寒气凝结时间久了，胃的阳气就会被遏制，胃阳就会呈现亏损的疾病状态，寒凝于胃，胃不通则痛。如果放任寒气持续侵袭胃阳，那胃痛就会反复发作，越来越难治。所以，如果胃受凉发生胃痛，要及时服用合适的中成药，以免胃阳亏损发展得更严重。

如果放任寒气持续侵袭胃阳，胃痛就会反复发作，症状会越来越难缓解。

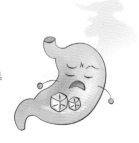

❖ 脾胃虚寒胃痛，先用小建中颗粒

脾胃虚寒胃痛常常有以下特征：第一，上腹部怕冷、疼痛，疼痛的程度比较缓和，是隐隐的疼痛，而不是突然剧烈的疼痛；第二，一般病程比较长；第三，遇到寒冷的情形，比如天气转凉，或者吃了冷饮，疼痛就会发作或者加重；第四，喝点温热的水或者对腹部进行热敷之后，胃痛可以缓解。

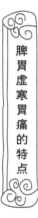

脾胃虚寒胃痛的特点

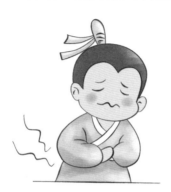

上腹部怕冷，疼痛不会太剧烈，一般是缓和的、能忍受的程度。

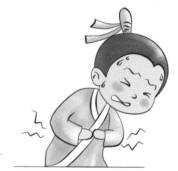

疼痛加剧时会出汗，疼痛周期长。

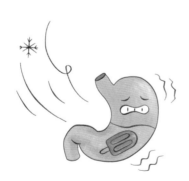

寒气来袭时，比如天气转凉，或者吃了冷饮，疼痛就会发作或者加重。

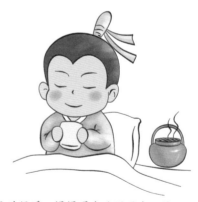

及时保暖，慢慢喝点儿温开水，让胃部暖和起来，胃痛就会缓解。

寒凝于胃引起的胃阳虚内寒,治疗时要温胃散寒,给胃以温暖,寒气一散,胃的功能一通畅,胃痛症状也就好了。有不少中成药可以起到温通胃阳的作用,首推小建中颗粒。

· 小建中颗粒的配伍

君		臣		佐
桂枝	白芍	生姜	大枣	炙甘草
温通经脉、助阳化气	养血调经、敛阴止汗、柔肝止痛	温中止呕、解表散寒	补中益气、养血安神	补脾益气

小建中颗粒是根据医圣张仲景《伤寒论》中的经方小建中汤演变而成的。原方温中补虚、缓急止痛,能一点点地祛除脾胃虚寒,同时还能补充脾胃阳气,从而治疗胃痛。小建中颗粒秉承了这一特质,用颗粒剂的形式,很好地保留了"缓缓起效"的特点,对脾胃虚寒引发的胃胀、胃痛、腹泻,以及反流性食管炎等都有帮助。

❖ 寒性胃胀痛，用附子理中丸

如果脾胃寒气过重，引发了胃胀痛，伴随的怕冷症状会更加强烈，很容易暴发胃部剧痛，患者的舌苔也更白腻。

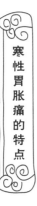

寒性胃胀痛的特点

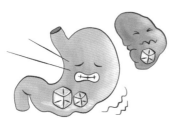

常吃冷饮、寒性食物，让脾胃寒气过重引发胃胀痛。

舌苔颜色白腻。

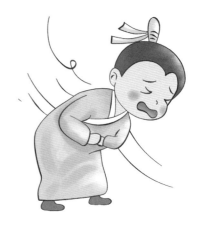

怕冷症状明显。寒气聚积在胃部，胃部发生痉挛，或会突发剧痛。

寒性胃胀痛可用附子理中丸。附子理中丸以张仲景的经方理中丸为基础，经过宋代名医陈无择改进，加上一味附子，成了附子理中汤。如今，汤剂改丸剂，附子理中丸的基本功效与小建中颗粒一致，都是温补脾胃。但是，附子理中丸温热的力度比小建中颗粒强得多。

· 附子理中丸的配伍

君	臣		佐	使
制附子	干姜	党参	炒白术	甘草
补火助阳、散寒止痛	温中散寒、回阳通脉	健脾益肺、养血生津	健脾益气、燥湿利水	补脾益气、缓急止痛

胃胀嗳气憋不住，气滞积食要祛除

　　胃的生理功能主要是暂时储存和消化食物。食物由胃进入小肠的过程称为胃的排空。一般而言，食物在入胃后5分钟就开始进入十二指肠。对不同的食物，胃排空的速度不同。从中医角度来讲，胃胀主要是各种病因影响胃腑，使胃气不能正常和降，气机停滞于胃脘而造成的。

❖ 频繁嗳气，你的胃生病了

　　一般来说，吃饱喝足之后，打几个饱嗝，人会获得一种非常满足的感觉。但是吃过饭之后持续胃胀几个小时，或者每天嗳气不间断，这就是生病了。嗳气是各种消化道疾病常见的症状之一，尤其是反流性食管炎、慢性胃炎、消化性溃疡和功能性消化不良等疾病，多伴有嗳气症状。

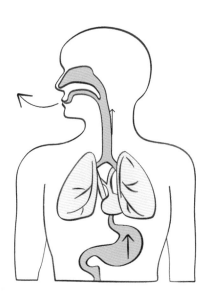

嗳气是胃中气体上出咽喉所发出的声响，声音长而缓和，俗称"打饱嗝"。

❖ 胃胀、嗳气，找对原因再用药

　　无论是胃胀还是嗳气，都让人感到烦恼。引起胃胀和嗳气的原因大致有三种类型，选择中成药治疗胃胀、嗳气的时候要注意区分，不然很容易吃坏脾胃。第一类是脾胃虚弱，第二类是气滞，第三类是积食。

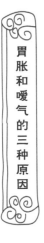

胃胀和嗳气的三种原因

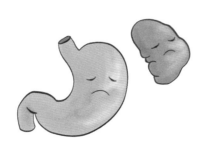

脾胃虚弱，胃没有足够的力气消化食物。

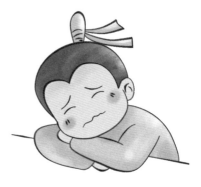

气滞在胃，人会出现食欲不佳，腹部胀满，胸闷，两胁、胃、腹胀痛，嗳气等症状。

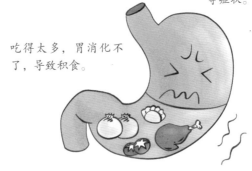

吃得太多，胃消化不了，导致积食。

　　治疗胃胀、嗳气，基本要围绕以上三个原因来选择用药。当然，这三者又不是完全孤立的。因为脾胃虚弱会引起气滞或积食，而气滞和积食，又会加重脾胃虚弱。

◈ 脾胃虚弱引起的胃胀、嗳气，用香砂六君丸

所谓香砂，指的是木香和砂仁这两味药，可以用来调理气的运行。六君包含六种中药，即党参、炒白术、茯苓、炙甘草、陈皮、姜半夏，是用于脾虚的著名基础方。之所以叫作"君子"，是因为这个方子起效平和，不急不躁。加上木香和砂仁之后，增强了促进消化功能的作用。香砂六君丸立足于健脾，辅助于理气，适用于脾虚体弱引起的消化不良，上腹部胀满不舒、嗳气频繁的症状。遇到胃胀、嗳气，香砂六君丸可以作为基础药使用。

香砂六君丸起效平和，孩子也可以吃。如果孩子出现食欲不振、消化不良，或患有慢性肠胃炎，同时身体瘦弱，可以按照成年人1/3~1/2的量来用药。

还有一种药，与香砂六君丸名字有点像，叫作"香砂养胃丸"，也可以在出现上腹部胀满不适、嗳气、恶心呕吐时服用。但是香砂养胃丸更适用于情绪不稳定、嘴里黏腻、恶心呕吐的腹胀、嗳气患者。这类患者不一定身体虚弱。

· 香砂养胃丸的配伍

君		臣		
白术	茯苓	醋香附	砂仁	广藿香
健脾益气、燥湿利水	利水渗湿、健脾宁心	疏肝解郁、理气宽中	化湿开胃、温脾止泻	芳香化浊、和中止呕

佐								使
制半夏	陈皮	木香	去壳豆蔻	炒枳实	姜厚朴	生姜	大枣	甘草
降逆止呕	理气健脾	行气止痛、健脾消食	化湿行气、温中止呕、开胃消食	破气消积、化痰散痞	燥湿消痰、下气除满	温中止呕	补中益气、养血安神	补脾益气、调和诸药

❈ 气滞食积，用四磨汤口服液

如果胃胀，甚至整个腹部都胀，感觉胃肠道里的气都积在腹中出不去，可以用四磨汤口服液。

· 四磨汤口服液的配伍

君	臣		
木香	枳壳	槟榔	乌药
行气止痛、健脾消食	理气宽中、行气消胀	消积 行气 利水	行气止痛、温肾散寒

"四磨汤"中的"四"，是指此药包含四味药，即木香、枳壳、槟榔、乌药。之所以叫作"磨"，是指四味药有助提高胃动力，使胃像石磨那样加工食物，把食物磨碎。食物吃进肚子里之后，因为消化不良，全堵在腹部，感觉胀得难受，可以服用四磨汤口服液促进消化，让胃部和腹部的胀气早点排出体外。

需要注意的是，四磨汤口服液理气消食力度非常强，适用于体质比较强壮的人。体质较差的人不宜用此药，因为方中没有补药，体质虚弱的人较难承受药力。

要根据大便情况来用四磨汤口服液

大便干燥不容易解出，适合用四磨汤口服液。这是由于气滞积食严重，肠道传导失常，使得大便排解困难，需要服用四磨汤口服液这类通气效果好的中成药。相反，如果患者大便稀、容易拉肚子，就尽量不要服用四磨汤口服液。

反酸烧心夜难眠，气机不利别小看

当下，胃食管反流发病率很高，大概为30%。引起胃食管反流的常见因素是过度饮酒、吸烟、心理疾病、社会压力、年龄增长、不正确地使用抗炎药、过度饱食、过度饮用咖啡和吃甜食等。

❖ 烧心和反流属于胃食管反流病

烧心和反流是胃食管反流的常见症状，患者有很强的反酸感。反酸感一般有两种：一种是酸水从胃里上反到喉咙甚至是嘴里，另一种是胸口有火辣辣的烧灼感。

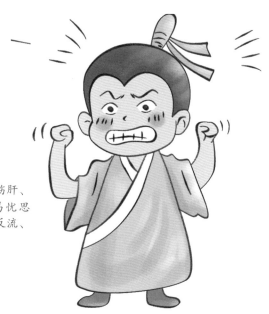

胃与肝、脾关系密切。怒伤肝、思伤脾，所以易生气、易忧思的人，多有胃部不适，如反流、吞酸、嗳嗝等。

胃食管反流除了烧心和反酸，还有一些其他症状，例如胸痛、上腹痛，这些症状往往会被患者误以为是心脏病的症状，结果做了心电图之后发现心脏是正常的，却没想到其实是消化系统出了问题。如果此时做一次胃镜，就比较容易发现病因。

❖ 中焦气机阻滞，导致吞酸、呕吐、噎嗝

治疗胃食管反流，首先要明确胃食管反流发生的中医机理。胃食管反流属于中医"吞酸""呕吐""噎嗝"等病的范畴，中医认为胃食管反流病位在食管，与胃、脾、肝关系密切。食管是胃腑受纳饮食之关，胃腑是食管吞咽食糜存留之所。两者相互连接，彼此影响，不可分割，共同完成受纳、消化以及气机升降的功能。

中医认为，脾主升，司运化，胃主降，司受纳。脾气健升，胃气和降，此属生理之常；脾失健运，胃失和降，此属病理之变。肝主疏泄，调畅气机，有助于脾胃运化；若肝气郁滞，克脾犯胃，则脾胃气机升降失常。其中，脾胃升降功能失常，中焦气机阻滞不畅，是胃食管反流发病的关键。

因此，针对病因病机，应用调理气机升降、调和脾胃功能的方法，改善胃食管反流的症状。

❖ 调理脾胃气机升降，用左金丸

此处推荐一个调理脾胃气机升降的代表性中成药——左金丸。左金丸配方比较简单，只有两味药，黄连和吴茱萸。

黄连味苦、性寒而燥，能泻心经之火，心火一去，则肺金无畏，得以制约肝火，使肝火不能犯胃。吴茱萸味辛而性热，入足厥阴肝经，能行气开郁，又能引热下行。两药配伍，辛开苦降，制酸止呕，还能止胃痛。如果觉得胃酸反上来了，或者胸口火辣辣的，或者口苦口干明显，都可以用左金丸。

· 左金丸的配伍

吴茱萸	黄连
散寒止痛、降逆止呕	清热燥湿、泻火解毒

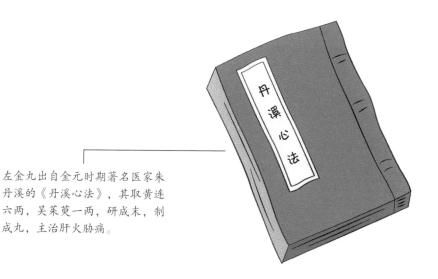

左金丸出自金元时期著名医家朱丹溪的《丹溪心法》，其取黄连六两，吴茱萸一两，研成末，制成丸，主治肝火胁痛。

❖ 反流烧心症状顽固，加用开胸顺气丸

有的人反流烧心的症状特别顽固，可以在服用左金丸的基础上加用开胸顺气丸。

· 开胸顺气丸的配伍

君		臣				佐	
姜厚朴	槟榔	醋莪术	醋三棱	木香	炒牵牛子	陈皮	猪牙皂
燥湿消痰、下气除满	消积行气利水	行气破血、消积止痛	消积止痛、破血行气	行气止痛、健脾消食	泻水通便、消痰涤饮	理气健脾、燥湿化痰	祛痰开窍、散结消肿

开胸顺气丸具有消积化滞、行气止痛的作用，用于饮食内停、气郁不舒导致的胸胁胀满、胃脘疼痛。从药物配伍来看，开胸顺气丸主要是由理气活血药组成的，对于胃肠道的积滞有着较强的破除作用，能够有效地提高胃肠蠕动、排空能力，使得多余的胃酸能够及时地向下排解，从而减少其向上反流的可能。同时，由于积滞的饮食被化解掉，胃酸分泌也不会像原来那么多。

因此，治疗胃食管反流类疾病，开胸顺气丸可以配合左金丸使用。

捌 · 上火属于亚健康，降火未必用泻下药

上火也分虚和实，分门别类有讲究

脾胃运转受阻碍，阴火上升难「浇灭」

上火也分虚和实，分门别类有讲究

要理解什么是上火，首先要明白什么是"火"。"火"是一个重要的中医学生理与病理概念，用来表述身体的气化机能和过度亢奋的疾病状态。人体本来就有生理之火，也就是中医理论中的阳气，用来说明脏腑的生理功能。在生理之火与病理之火之间，存在一种非正常亦非疾病的状态，即人们常说的"上火"。

◈ 上火是一种比较严重的亚健康状态

上火可以被视为一种亚健康状态，主要表现可分为两类，一类是津液损伤，一类是体内有热。

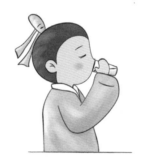 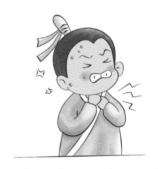

津液损伤的表现：口鼻干燥、口渴爱饮水、小便色黄、大便干燥、痰少而黏。

体内有热的表现：口苦、咽喉疼痛、心烦急躁、头面部长痤疮等。

引起上火的原因非常多，比较常见的有食用辛辣刺激的食物、过度劳累、季节和环境变化、精神压力过大、感冒、吸烟、饮酒、月经、药物等。对轻度上火症状，通过适当休息、多饮水、清淡饮食等方法，可以逐步自行缓解。但是有些上火症状较为顽固，或者急性发作的时候症状过于令人苦恼，可以用中成药来处理。

❖ 实火发病急，用黄连上清丸和牛黄解毒片

实火在日常生活中较为常见。实火的特征是发病比较急，病程相对较短，主要症状有面红目赤、口唇干裂、口苦燥渴、口舌糜烂、咽喉肿痛、牙龈出血、鼻衄出血、耳鸣耳聋、疥疮乍起、身热烦躁、腹胀满痛拒按、大便秘结、小便短赤、尿血便血、舌红苔黄有芒刺等。

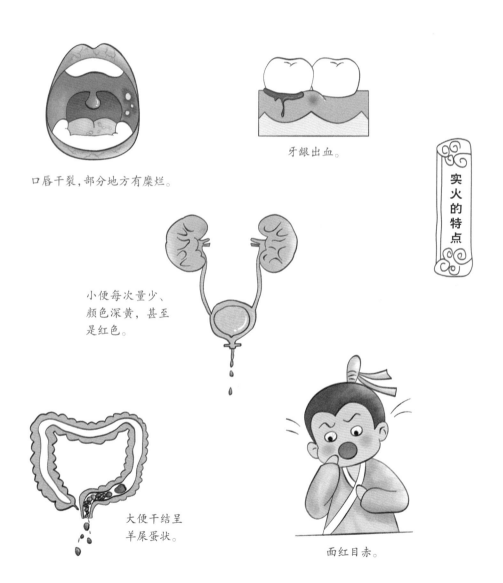

口唇干裂，部分地方有糜烂。

牙龈出血。

小便每次量少、颜色深黄，甚至是红色。

大便干结呈羊屎蛋状。

面红目赤。

实火的特点

黄连上清丸是一种较为经典的中成药，广泛应用于治疗上火。它的作用主要是散风清热、泻火止痛，用于上焦风热引起的头晕脑涨、牙龈肿痛、口舌生疮、咽喉红肿、耳痛耳鸣、暴发火眼、大便干燥、小便黄赤等症状。

· 黄连上清丸的配伍

君				臣			使
黄连	黄芩	酒炒黄柏	石膏	姜制栀子	连翘	酒大黄	甘草
清热燥湿、泻火解毒	清热燥湿、泻火解毒	清热燥湿、泻火解毒	清热泻火、除烦止渴	清热利湿、凉血解毒	清热解毒、消肿散结	清热泻火、凉血解毒	清热解毒、调和诸药

佐								
川芎	桔梗	旋覆花	菊花	白芷	荆芥穗	防风	炒蔓荆子	薄荷
活血行气、祛风止痛	宣肺利咽祛痰	降气行水	散风清热、平肝明目	祛风燥湿、通窍止痛	解表散风、透疹消疮	祛风解表、胜湿止痛	疏散风热、清利头目	疏散风热、清利头目

实火也可以选用牛黄解毒片。牛黄解毒片清热解毒，适用于火热内盛引起的咽喉肿痛、牙龈肿痛、口舌生疮、目赤肿痛等实火症状。

牛黄解毒片

君
人工牛黄
清热解毒、化痰定惊

臣
大黄
泻下攻积、清热泻火

黄芩
清热燥湿、泻火解毒

石膏
清热泻火、除烦止渴

佐
桔梗
宣肺利咽祛痰

冰片
开窍醒神、清热止痛

雄黄
解毒、燥湿祛痰

使
甘草
补脾益气、清热解毒

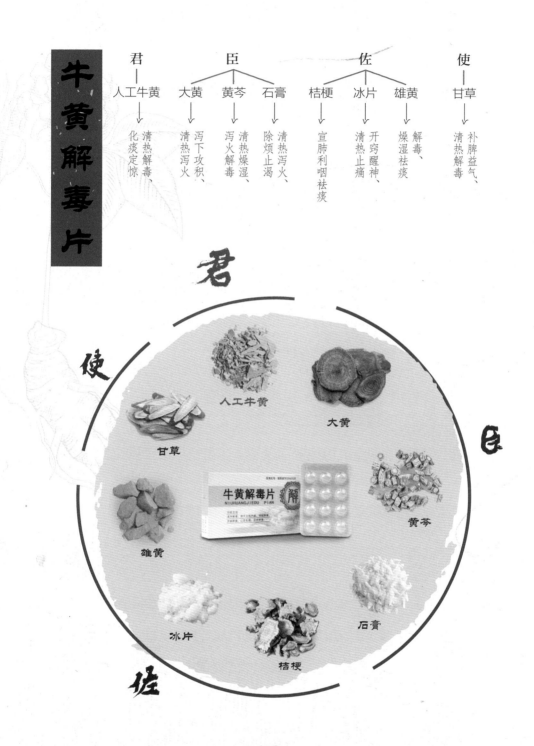

君

使

臣

佐

人工牛黄

大黄

甘草

黄芩

雄黄

石膏

冰片

桔梗

牛黄解毒片
NIUHUANGJIEDU PIAN

服用牛黄解毒片可能会出现大便稀溏的现象，这是苦寒药力较为集中地作用于人体引发的正常反应，不需要紧张，停药之后会自行缓解。

❖ 体质虚弱多虚火，用知柏地黄丸

"虚火"在日常生活中也很常见，是相对"实火"而言的。凡由体质衰弱、真阴亏损或真阳衰竭引起的机能低下而表现为虚性亢奋的都属于虚火的范畴。虚火在临床上常见于功能性低热、血液病、结缔组织疾病、内分泌疾病、肿瘤晚期、肿瘤放化疗后，或其他慢性感染性疾病。

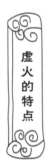

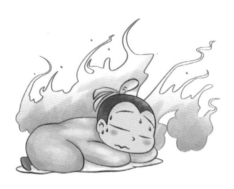

潮热盗汗，咽喉痛，频繁遗精。

体质虚弱、免疫力低下、爱感冒，患血液病、肿瘤晚期等都会引起虚火症状。

治疗虚火的常用中成药很多，此处推荐知柏地黄丸（详见第66页）。知柏地黄丸是经典老方，它在六味地黄丸的基础上加入了知母和黄柏。六味地黄丸是滋阴主方，滋阴即有清热作用，但是治疗上火功效还不够，加入知母和黄柏，就增强了清热的作用。全方用于阴虚火旺的证候，如潮热盗汗、口干咽痛、耳鸣遗精、小便短赤等。

脾胃运转受阻碍，阴火上升难"浇灭"

人们身体透支、消耗过大时，会引发一种特殊的上火，叫作"脾虚阴火"。

脾虚阴火是由金元时期的名医李东垣提出的。李东垣所处的时代战乱不断，时常会发生大饥荒、大瘟疫，人们很容易大规模出现"内伤"的情况。因此，李东垣根据临床观察，提出了"脾虚阴火"的概念。

❖ 脾虚阴火多因脾胃伤了

脾胃在精气升降运动中具有枢纽作用，脾胃运转正常，则气机升降正常，这是人体生命活动的根本所在。若饮食劳倦，内伤脾胃，中气不足，脾胃之气下流，清气下陷，谷气不得升浮，是春生之气不行，使阳气不能上行阳道，入心贯肺，充实皮毛，皮毛间无阳气以护其营卫，卫外之营卫薄弱，则不任风寒，乃生寒热。或者，脾胃气虚，不能升发，清气无法出上窍，发腠理，实四肢，反而是变成湿浊之邪下流，闭塞其去。因邪无出路，只能逆而上行，化为阴火上冲，乘其土位，而出现更为明显的阴火证候。

脾虚阴火的特点是蒸蒸而燥热，而且时有时无，在下焦阴火上冲时才出现，不上冲的时候就会缓解。

◈ 脾虚阴火，用补中益气丸

脾虚阴火是本虚标实的证候，其本虚——脾胃气虚，所以除了发热等上火症状，患者还会出现面色萎黄，精神困顿，肢体沉重、四肢不收，怠惰嗜卧，舌淡、舌边有齿印，易疲劳、感冒等状况。如果是女性，还经常伴随月经量过多，且经色淡。只要见到脾胃气虚证和一个或一个以上的阴火症状同时存在，即可确诊。

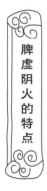

脾虚阴火的特点

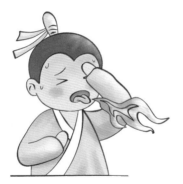

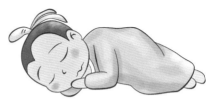

面部蜡黄，提不起精神，四肢沉重，只喜欢躺着，对什么事情都提不起兴趣。

出现发热、潮热、咽痛等上火症状。

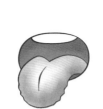

舌淡、舌边有齿印。

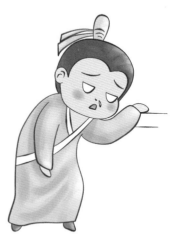

身体虚弱，容易疲劳和感冒。

对于治疗脾虚阴火，李东垣提出了一首代表性方剂——补中益气汤。如今，该方已经被制成中成药补中益气丸（详见第65页）。

玖·二便问题，谨慎选药

肠腑不通原因多，通便之药应斟酌

腹泻分清急与慢，内伤外感要分明

小便频繁惹人厌，肾虚湿热两边看

排尿困难名癃闭，查明病根才好治

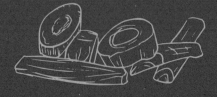

肠腑不通原因多，通便之药应斟酌

便秘指的是排便次数减少、粪便干硬和(或)排便困难。排便次数减少指每周排便少于3次。排便困难包括排便费力、排出困难、排便不尽、排便费时以及需手法辅助排便。从时长来说，病程至少6个月才能被称为慢性便秘。很多人在患上慢性便秘后，会尝试各种各样的方法和药物，但是效果往往不好。究其原因，是未能正确辨识病因，用药不当，使得病情难以改善。

❖ 肠热便秘，推荐麻仁丸

导致慢性便秘的一个常见原因是肠热津亏，特点是大便干结明显，一颗一颗的，像羊屎蛋。很多人由于大便排不出来，腹部胀得受不了。这就是肠热津亏造成的便秘。肠腑积热严重，使得肠腑内津液大为耗损，以致无法顺畅地排出大便。

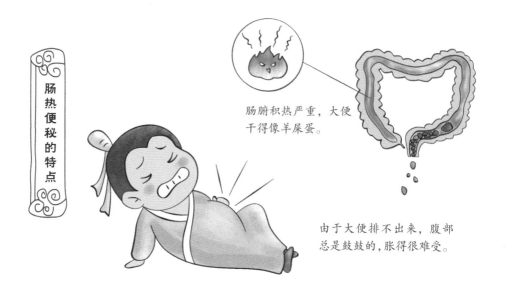

肠热便秘的特点

肠腑积热严重，大便干得像羊屎蛋。

由于大便排不出来，腹部总是鼓鼓的，胀得很难受。

治疗肠热便秘推荐使用麻仁丸。麻仁丸出自张仲景的《伤寒论》，由火麻仁、苦杏仁、大黄、炒枳实、姜厚朴、炒白芍组成，具有较好的通便作用。尤其是大黄、枳实，都是寒凉性质的通便药，既可以起到润肠的作用，也可以起到清热的作用。麻仁丸的作用关键不在于直接通便，而在于清泄肠腑积热。热清掉之后，肠腑津液才能润滑肠道，排便自然就恢复通畅了。

· 麻仁丸的配伍

君药	臣药			佐药	
火麻仁	大黄	苦杏仁	炒白芍	炒枳实	姜厚朴
润肠通便	泻下攻积、清热泻火	降气润肠	养血敛阴	破气消积	燥湿消痰、下气除满

❖ 阳虚便秘，用苁蓉通便口服液

真阳不足，阴寒内盛，也会造成肠腑不通。阳虚便秘的表现与热证不一样，患者大便质地有可能是干燥的，也有可能并不干燥，但是身体明显怕冷，手脚冰凉，肚子里也觉得凉，喜欢温暖的环境，有的人喜欢在腹部围一块布，或者一年四季贴着暖宝宝——这就是阳虚便秘。

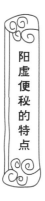

阳虚便秘的特点

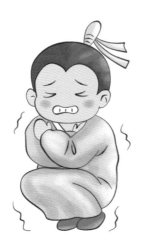

很怕冷，手脚冰凉，
肚子里也觉得凉。

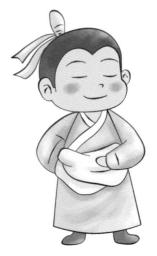

肚子上围一条热毛巾或
暖宝宝，就会好很多。

　　阳虚便秘需要使用性温的药，这里推荐中成药苁蓉通便口服液。肉苁蓉是一种温热性质的中药，能温补肾阳、补精血，有润肠通便的作用，还有较好的抗衰老、抗氧化、抗寒、促进排便的功效，主产区在内蒙古、新疆、甘肃。另外，苁蓉通便口服液中还含有何首乌、枳实、蜂蜜，诸药共同起效，对于老年阳气亏虚、产后女性阳气损伤的便秘有着很好的作用。

· 苁蓉通便口服液的配伍

君	臣	佐	使
肉苁蓉	麸炒枳实	何首乌	蜂蜜
补肾益精、润肠通便	破气消积	润肠通便	补中润燥、调和诸药

❖气滞便秘，用四磨汤口服液

有些便秘并没有明确的寒热之分，纯属气滞不畅造成的。便秘时伴有腹胀，这种腹胀比较强烈，甚至有胀痛，触摸腹部的时候会有不适感，也就是抵触感，这就是气滞便秘的表现。

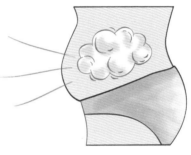

腑气郁结在肠道内，使肠道蠕动减慢，患者肚子大。

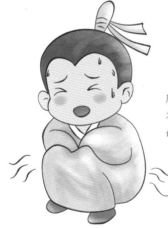

腹胀比较强烈，甚至有疼痛感，触摸腹部的时候会有不适感。

气滞便秘可以用四磨汤口服液。该药可顺气降逆、消积止痛，适用于气滞所致的大便秘结。方中槟榔、枳壳有较强的行气、破气作用，可推动气滞松解，乌药、木香能调节胃肠蠕动。四药合用，能使气机通畅，可消肚腹胀满疼痛、大便不畅诸症状。

❖ 血虚便秘，用五仁润肠丸

还有一种血虚便秘，患者体质比较差，通常脸上没有血色，易心慌、健忘、头晕目眩，同时大便偏干燥，解的时候费力或无力。女性产后由于失血过多造成气血亏虚，大便费力或无力，就属于血虚便秘。

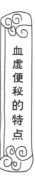

血虚便秘的特点

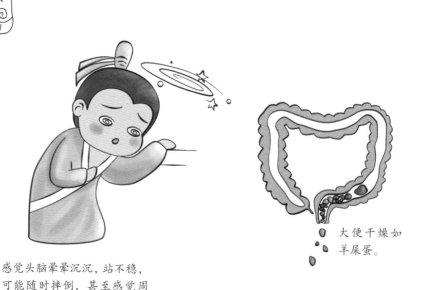

体质比较差，脸上苍白没有血色，不愿意动，身体发懒，就想躺在床上。

感觉头脑晕晕沉沉，站不稳，可能随时摔倒，甚至感觉周围的东西在旋转。

大便干燥如羊屎蛋。

血虚便秘推荐使用五仁润肠丸，所谓五仁，指的是桃仁、火麻仁、柏子仁、郁李仁、松子仁，润肠的效果都很好。方中桃仁、当归等药物都是养血活血的。

· 五仁润肠丸的配伍

君		臣						佐	
桃仁	火麻仁	酒苁蓉	柏子仁	郁李仁	松子仁	地黄	熟大黄	陈皮	当归
活血祛瘀、润肠通便	润肠通便	补肾阳、益精血、润肠通便	养心安神、润肠通便	润肠通便、下气利水	润肠通便	清热养阴生津	凉血泻下攻积	理气健脾	补血活血、润肠通便

调理便秘需要改变生活方式

除了服药，调理便秘还在于改变生活方式。合理膳食、多饮水、多运动以及建立良好的排便习惯是应对慢性便秘的基础措施。

1.膳食和饮水：增加膳食纤维和水的摄入，推荐每日摄入膳食纤维 25~35 克，饮水1.5~2升。

2.适度运动：适度运动对久病卧床、运动量少的老年患者更有益。

3.建立良好的排便习惯：结肠活动在晨起时和餐后最为活跃，建议在晨起或餐后2小时内尝试排便，排便时集中注意力，减少外界因素的干扰。

腹泻分清急与慢，内伤外感要分明

排便次数增多，粪便质地稀溏，甚至像水一样，这就是腹泻。腹泻一般分成急性腹泻和慢性腹泻。日常生活中，急性胃肠炎、肠易激综合征、短肠综合征、胆囊切除等都很容易导致腹泻。腹泻的常见原因有寒湿（外邪）、湿热（外邪）、脾胃虚弱（内伤）、肝气克脾（内伤）、肾阳亏虚（内伤）等。对不同原因引起的腹泻，应选用不同的中成药。

❖ 脾胃虚弱型腹泻，用参苓白术丸

脾胃虚弱型腹泻往往表现为长期慢性腹泻，大便有时候成形，有时候不成形，或饮食稍微有点不谨慎，大便次数就会增多或者便稀，或大便长期不成形，腹泻严重时可以看到粪便中有未消化的食物。

治疗脾胃虚弱型腹泻需要健脾养胃，这里推荐中成药参苓白术丸。

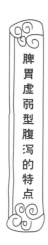

脾胃虚弱型腹泻的特点

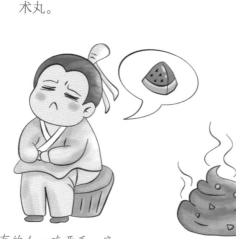

有的人一吃西瓜、麻辣火锅等就会拉肚子，或一天去好几次厕所。

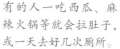

粪便中能看到未消化的食物残渣。

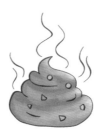

长期的慢性腹泻让身体极为虚弱。

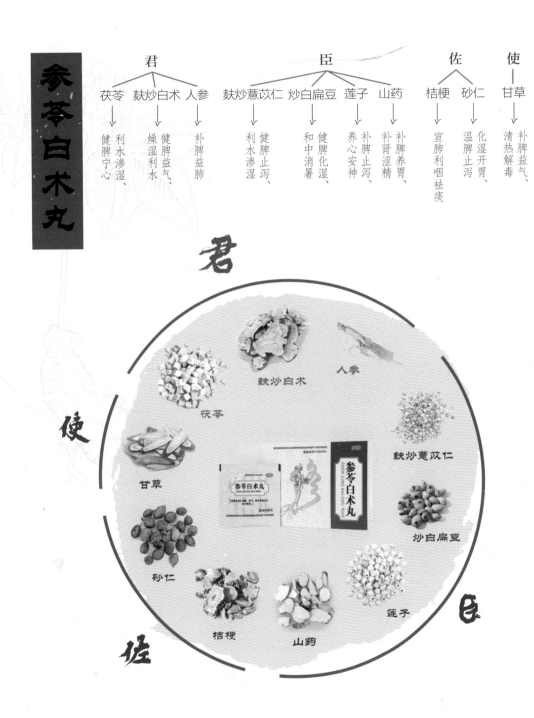

参苓白术丸

君 ┃ 臣 ┃ 佐 ┃ 使

君：茯苓、麸炒白术、人参

茯苓——利水渗湿、健脾宁心

麸炒白术——健脾益气、燥湿利水

人参——补脾益肺

臣：麸炒薏苡仁、炒白扁豆、莲子、山药

麸炒薏苡仁——健脾止泻、利水渗湿

炒白扁豆——健脾化湿、和中消暑

莲子——补脾止泻、养心安神

山药——补脾养胃、补肾涩精

佐：桔梗

桔梗——宣肺利咽祛痰

砂仁——化湿开胃、温脾止泻

使：甘草

甘草——补脾益气、清热解毒

脾胃虚弱型腹泻病程较长，因此治疗不能局限于短期，而应有耐心，居家长期调养，建议服用参苓白术丸至少一个月。

❖寒湿型腹泻，用藿香正气口服液

很多人日常贪凉，过度食用冰激凌、冰镇啤酒等寒凉食物，损伤脾胃气化，导致大便清稀如同水一样，经常腹痛，腹部怕冷。久而久之，导致食欲不振、精神萎靡、全身怕冷等。寒湿腹泻的治疗以散寒化湿为主，推荐选用藿香正气口服液（详见第41页藿香正气散）。

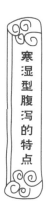

寒湿型腹泻的特点

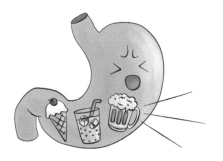

过度食用冰激凌、冰镇啤酒等损伤脾胃。

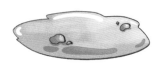

大便清稀如水。

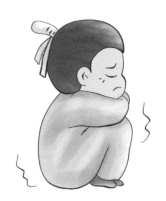

腹痛，腹部怕冷。久而久之，导致食欲不振、精神萎靡、全身怕冷。

有人可能会有疑问，藿香正气口服液不是治感冒的吗？其实，这里体现了中医"异病同治"的道理：只要发病机理相同，那么不同病种也可以用相同的方子来治疗。藿香正气口服液散寒化湿，既能解表化湿以治疗感冒，也能理气和中、散寒止泻，可谓内外兼治。但应注意的是，藿香正气口服液不宜长时间服用，连续服用3~7天即可。如果症状没有改善，应当及时就医。

❖ 湿热型腹泻，用枫蓼肠胃康颗粒

湿热型腹泻，大便颜色黄，且臭味特别重；泻的时候非常急迫，但排便却不太爽利。患者经常会感觉烦热、口渴。

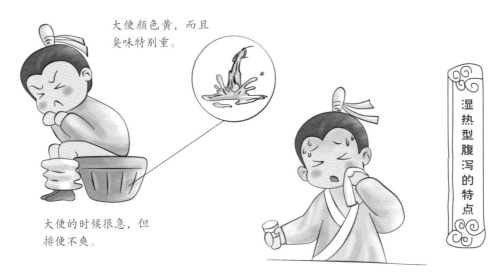

大便颜色黄，而且臭味特别重。

大便的时候很急，但排便不爽。

身体发热，烦躁不安和异常出汗，患者甚至眼睛红肿，口干舌燥想喝水。

湿热型腹泻的特点

湿热型腹泻推荐服用中成药枫蓼肠胃康颗粒。该药由牛耳枫和辣蓼这两味药组合成方，既可以清热，又可以祛湿，腹泻也就止住了。

· 枫蓼肠胃康颗粒的配伍

牛耳枫	辣蓼
清热解毒、祛风活血、止痛消肿	除湿化滞

❖肝气克脾型腹泻，用痛泻宁颗粒

肝气克脾，顾名思义，是因为肝气太过，抑制了脾的功能，因为肝在五行中属木，脾在五行中属土，木克土，所以肝克脾。

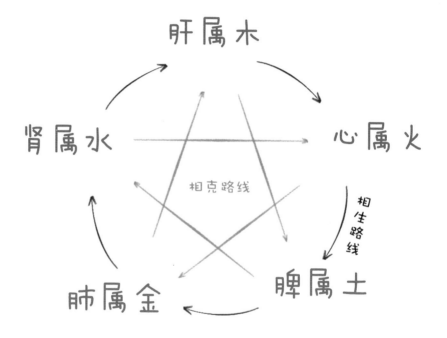

正常情况下，肝与脾之间是稳定的平衡关系，但若肝气太旺，就会过分克制脾的功能，导致脾的正常功能受到影响，于是出现腹泻。

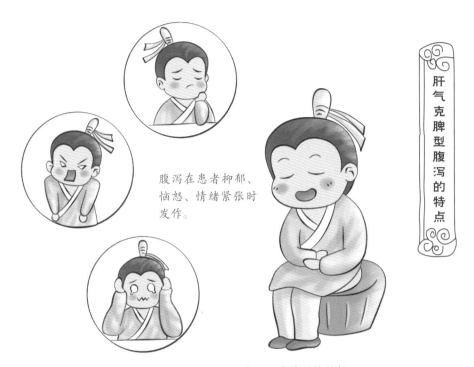

腹泻在患者抑郁、恼怒、情绪紧张时发作。

泻完之后疼痛很快缓解。

　　针对肝气克脾型腹泻，推荐选用中成药痛泻宁颗粒，该药既能疏肝理气，又能健脾。脾的功能一旦恢复正常，腹泻就止住了。

· 痛泻宁颗粒的配伍

君	臣		佐
白芍	白术	青皮	薤白
平抑肝阳、柔肝止痛	健脾益气、燥湿利水	疏肝破气、消积化滞	通阳散结、行气导滞

❖ 肾阳亏虚型腹泻，用四神丸

　　肾阳亏虚型腹泻是一种由内伤引起的慢性腹泻，病程较长。其特点很明显，就是早晨起床之前，即黎明的时候，会出现腹胀、腹痛，需要立即上厕所。大多数时候，大便中会夹杂着未消化的食物。同时，因为肾阳虚，患者全身都很怕冷。针对这种腹泻，可以用四神丸，该药能够温肾散寒、涩肠止泻。

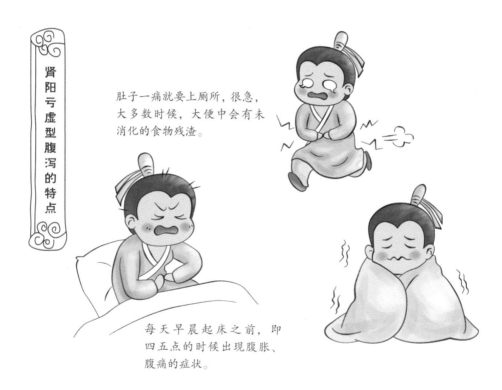

肾阳亏虚型腹泻的特点

肚子一痛就要上厕所，很急，大多数时候，大便中会有未消化的食物残渣。

每天早晨起床之前，即四五点的时候出现腹胀、腹痛的症状。

· 四神丸的配伍

君	臣	佐		使
盐炒补骨脂	煨肉豆蔻	制吴茱萸	醋制五味子	去核大枣
温肾助阳、温脾止泻	温中行气、涩肠止泻	散寒止痛、助阳止泻	收敛固涩、益气生津	补中益气、调和诸药

小便频繁惹人厌，肾虚湿热两边看

一名正常的成年人，每天的总尿量是1000~2000毫升。小便次数为白天4~6次，夜间至多1次。临床上，根据尿量和小便次数的变化，可以判断人体是否存在疾病，继而选用不同的药物。

❖ 小便次数增多，不一定是疾病

小便次数增多可能是生理性或病理性原因导致的。生理性原因导致的小便次数增多属于正常现象，一般不需要治疗，比如大量饮水导致的小便增多。

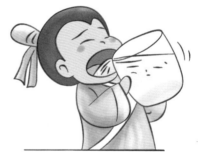

生理性尿频：大量饮水，进水量增加，会导致尿液排出量比较多。

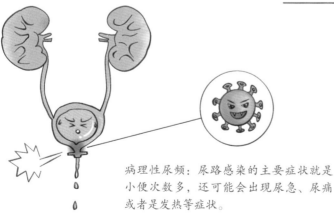

病理性尿频：尿路感染的主要症状就是小便次数多，还可能会出现尿急、尿痛或者是发热等症状。

病理性原因，如尿路感染，也会导致小便次数增多。对此，可进行保守治疗。首先，要多饮水，增加饮水量，以便形成较多尿液冲洗尿道；其次，要注意休息，因尿路感染多数与机体免疫力下降有关，身体过于劳累会造成免疫力下降，从而使尿路感染反复发作。如果经过保守治疗症状无法缓解，就需要根据具体病情用药了。

站在中医的角度看，小便次数增多可分为虚实两类：虚者，主要是指肾虚；而实者，主要是指湿热。

◈ 肾虚尿频，推荐选用缩泉丸、金匮肾气丸

肾具有主持和调节人体水液代谢的生理功能，即气化作用，而尿液的生成和排泄与肾的气化作用直接相关。一个人如果肾虚，则肾脏对水液的气化功能就会失常，出现小便清长（小便量多、颜色清浅）、尿频等现象。四肢萎软、腰酸、健忘，男子阳痿早泄、女子宫寒不孕等都可能是肾虚的症状。肾虚尿频往往有一个特质，就是夜尿多，每每睡下之后反复起夜，每次尿量还不少。

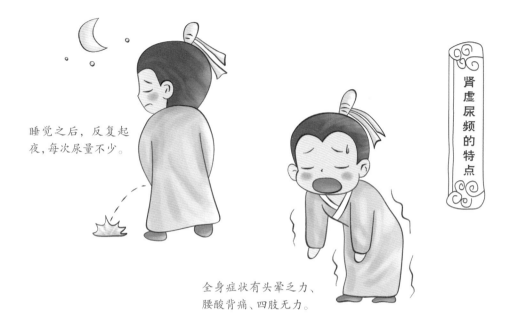

睡觉之后，反复起夜，每次尿量不少。

全身症状有头晕乏力、腰酸背痛、四肢无力。

应对肾虚尿频，首先推荐选用缩泉丸。方中山药补肾涩精，益智仁暖肾固精缩尿，乌药温肾散寒。此药有补肾缩尿之功，对肾气不足导致的尿频效果不错。

· 缩泉丸的配伍

君	臣	佐
盐炒益智仁	乌药	山药
暖肾固精缩尿、温脾止泻摄睡	温肾散寒、行气止痛	补脾养胃、补肾涩精

如果仅用缩泉丸力量还不够，就需要提高温肾助阳的力度，可以选用金匮肾气丸。金匮肾气丸在六味地黄丸的配伍上加桂枝、炙附子温补命门真火，现行市售成药又加牛膝引血下行，加车前子利水渗湿。全方温补肾阳，适用于肾阳不足、腰膝酸软、夜尿频多、畏寒肢冷等。

金匮肾气丸

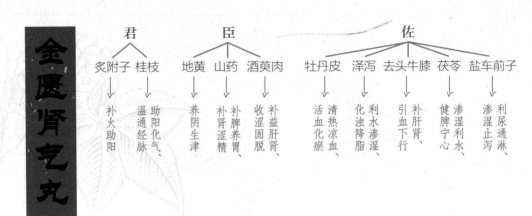

君		臣			佐				
炙附子	桂枝	地黄	山药	酒萸肉	牡丹皮	泽泻	去头牛膝	茯苓	盐车前子
↓	↓	↓	↓	↓	↓	↓	↓	↓	↓
补火助阳	助阳化气、温通经脉	养阴生津	补脾养胃、补肾涩精	补益肝肾、收涩固脱	清热凉血、活血化瘀	利水渗湿、化浊降脂	补肝肾、引血下行	渗湿利水、健脾宁心	利尿通淋、渗湿止泻

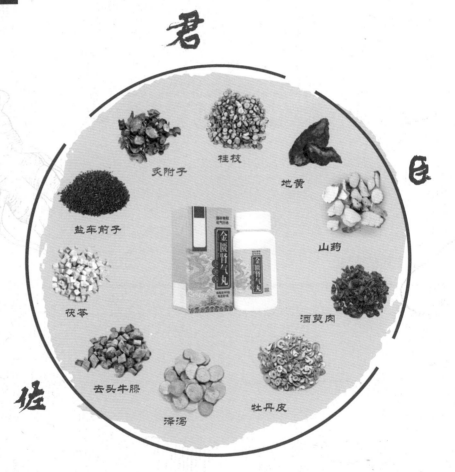

君

臣

佐

炙附子　桂枝　地黄　山药　盐车前子　茯苓　去头牛膝　泽泻　牡丹皮　酒萸肉

◈ 湿热下注型尿频，用热淋清颗粒、八正胶囊

湿热下注指的是湿热流注于下焦，患者主要表现有小便短赤、身重乏力、舌苔黄腻等，也常见尿频、尿痛以及少腹（即小腹）拘急、会阴部胀痛等。

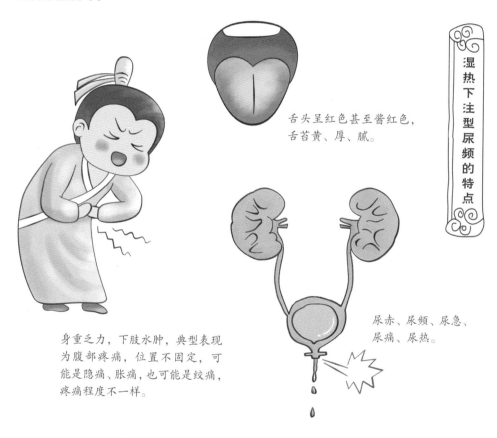

舌头呈红色甚至酱红色，舌苔黄、厚、腻。

湿热下注型尿频的特点

尿赤、尿频、尿急、尿痛、尿热。

身重乏力，下肢水肿，典型表现为腹部疼痛，位置不固定，可能是隐痛、胀痛，也可能是绞痛，疼痛程度不一样。

此时应该及时清利湿热，可以选用热淋清颗粒。热淋清颗粒只用一味药，即头花蓼。头花蓼是广西地方经验用药，味苦、辛，性凉，具有清热利湿、活血止痛的作用，可治小便淋漓、血尿等。

除了热淋清颗粒，还可以用八正胶囊。八正胶囊具有清热、利尿、通淋的作用，适用于小便短少、小便次数多、尿不尽、尿痛等。

· 八正胶囊的配伍

君		臣			佐			使
滑石	川木通	瞿麦	萹蓄	炒车前子	栀子	大黄	灯芯草	甘草
清热解暑、利尿通淋	利尿通淋、清心除烦	利尿通淋、活血通经	利尿通淋、杀虫止痒	清热利尿、渗湿止泻	泻火除烦、清热利湿	泻下攻积、清热泻火	清心火、利小便	补脾益气、清热解毒

身体虚弱之人，慎用热淋清颗粒和八正胶囊

热淋清颗粒和八正胶囊的主要功效都是清利湿热。因此，平素身体比较虚弱、体力不足、疲劳乏力的人，应该慎重使用这两种药。如果必须使用，也应该短期使用，病好即停。

排尿困难名癃闭，查明病根才好治

癃闭是以排尿困难为主要症状的疾患。轻则小便不利，点滴而出，病势较缓，此为"癃"；重则小便闭塞，欲解不得，病势急迫，此为"闭"。"癃"与"闭"虽程度上有区别，但常相继而现，如初始涓滴而出，继而闭止不通，故临床上一般合称为"癃闭"。

◈ 排尿困难有四种证型

排尿困难病位在膀胱，与三焦气化休戚相关，常因湿热蕴结、肺气壅滞、脾气不升、痰瘀阻结、肾气亏虚导致气化失常而发病。引起癃闭的原因比较复杂，只有找到病根，才能审证求因，不治癃闭而癃闭自愈。

尿出如线，时断时续，此为尿路阻塞之征象。究其原因，若为结石引起，当排石利尿；若为肿瘤所致，当化痰散结；若源自尿道损伤，当活血治伤。如果老年人排尿不畅，点滴不下或闭塞不利，当责之于肾虚气化不行，痰瘀阻结，例如前列腺肥大症，治宜补肾益气，佐以治痰化瘀，必要时借助器械导尿。

癃闭的常见原因	中气不足
	肾气亏虚
	痰瘀互结
	肝气瘀滞

❖ 中气不足型癃闭，用补中益气丸

中气不足、脾气不升型癃闭的主要症状为欲尿不得出，尿时量少而不畅，小腹胀坠；食少便溏；少气乏力，气短而语声低沉，精神疲乏而懈怠；舌质淡而胖，舌苔薄白。治疗方法为益气健脾、升清降浊，代表用药为补中益气丸（详见第64页）。

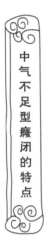

中气不足型癃闭的特点

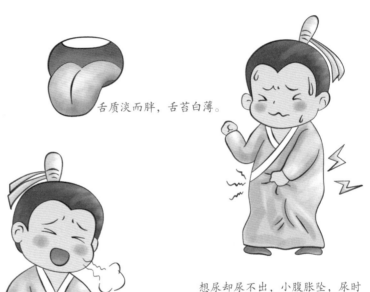

舌质淡而胖，舌苔白薄。

想尿却尿不出，小腹胀坠，尿时量少而且断断续续。患者平素吃饭少，大便溏稀。

气短，说话声音低，有气无力，容易疲惫，不愿动，有时候有种喘不过气的感觉。

补中益气丸是在经典名方补中益气汤的基础上发展而来的，有补中益气、恢复脾胃气机升降出入的作用。气机升降恢复正常，小便向下排解就顺利了。

❖ 肾气亏虚型癃闭，用金匮肾气丸

肾气亏虚型癃闭的主要症状为小便不通或点滴不爽，排尿无力，腰膝冷而酸软；面色白，倦怠无力；舌质淡，舌苔白。

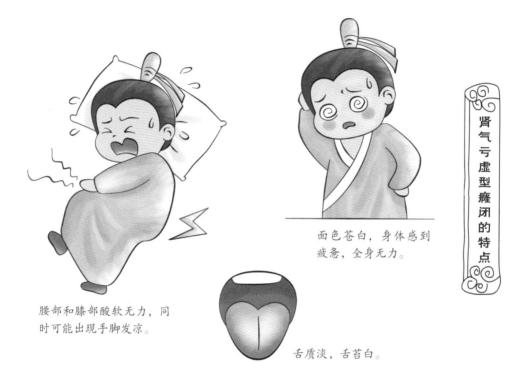

腰部和膝部酸软无力，同时可能出现手脚发凉。

面色苍白，身体感到疲惫，全身无力。

舌质淡，舌苔白。

肾气亏虚型癃闭的特点

对肾气亏虚型癃闭，治疗上宜补肾益气、温阳利尿，代表药物为金匮肾气丸（详见第170页）。为什么治疗肾虚尿频的金匮肾气丸也能治肾气亏虚型癃闭呢？这就是中医"异病同治"的思维，不同的疾病，如果发病机理相同、证候相同，那么就可以用同一种方法、同一种方剂去治疗。金匮肾气丸能温补肾阳、化气行水，恢复肾脏的气化功能，从而使小便通利。

❖痰瘀互结型癃闭，用桂枝茯苓丸

痰瘀互结型癃闭的主要症状为尿时如丝如线，时断时续，甚则闭塞不通，小腹胀满疼痛，舌质紫瘀有斑点。

痰瘀互结型癃闭的特点

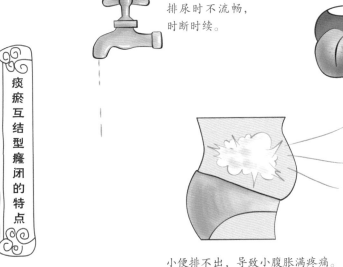

排尿时不流畅，时断时续。

舌质紫瘀有斑点。

小便排不出，导致小腹胀满疼痛。

对痰瘀互结型癃闭，治疗上应祛瘀化痰、利尿散结，可用桂枝茯苓丸。桂枝茯苓丸由医圣张仲景创制，适用范围很广。针对痰瘀互结型癃闭有活血化瘀、利水散结的作用。瘀滞散开，小便排解即可恢复。

·桂枝茯苓丸的配伍

君	臣	佐		
桂枝	桃仁	牡丹皮	赤芍	茯苓
温通经脉、助阳化气	活血祛瘀、润肠通便	清热凉血、活血化瘀	清热凉血、散瘀止痛	利水渗湿、健脾宁心

❖ 肝气瘀滞型癃闭，用逍遥丸

肝气瘀滞型癃闭的主要症状为小便不通或通而不畅，患者常情志抑郁、多烦善怒，胁腹胀满，舌质红，舌苔薄或薄黄。

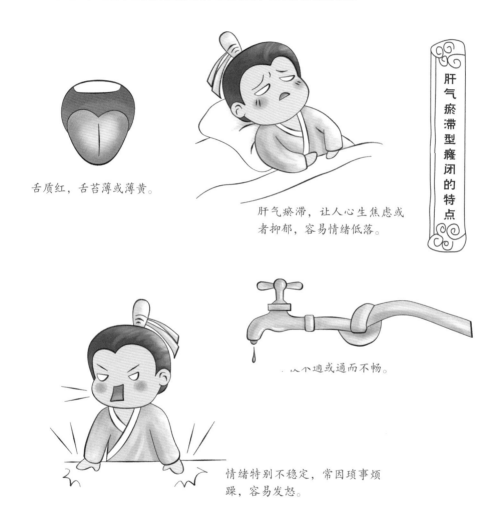

舌质红，舌苔薄或薄黄。

肝气瘀滞，让人心生焦虑或者抑郁，容易情绪低落。

肝气瘀滞型癃闭的特点

小便不通或通而不畅。

情绪特别不稳定，常因琐事烦躁，容易发怒。

对肝气瘀滞型癃闭，治疗上应疏利气机、通利小便，代表中成药为逍遥丸。逍遥丸的主要功能是疏肝健脾、养血调经，可以用于肝气瘀滞引发的各类病证。

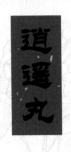

逍遥丸

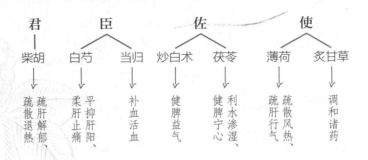

君——柴胡 → 疏散退热、疏肝解郁

臣——白芍 → 平抑肝阳、柔肝止痛

　　当归 → 补血活血

佐——炒白术 → 健脾益气

　　茯苓 → 利水渗湿、健脾宁心

使——薄荷 → 疏散风热、疏肝行气

　　炙甘草 → 调和诸药

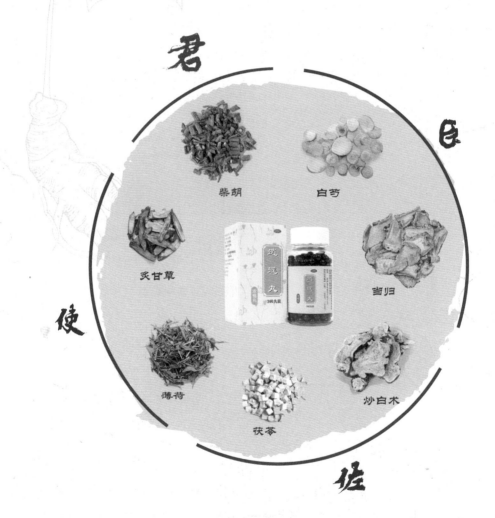

逍遥丸，顾名思义，就是吃了能让人感觉浑身通泰、逍遥似神仙的药。人们对逍遥丸的认识大多停留在调节情绪上，认为它是女性的专属药，这是对逍遥丸的误解。

拾

睡眠不好，要身心同治

失眠在心也在身，用药之前辨原因

围绝经期易失眠，乌灵胶囊来安眠

气血亏虚难入眠，补益心脾归脾丸

痰热扰心难入眠，就用安神温胆丸

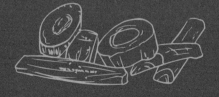

失眠在心也在身，用药之前辨原因

睡眠是人体调节自身内环境稳态不可缺乏的重要生理活动。在人的整个生命历程中，有将近三分之一的时间用于睡觉以恢复体力和精神。随着社会竞争的加剧和工作、生活压力增大，失眠逐渐成为困扰很多人的大难题。

◈ 失眠症的表现

2023年发布的《中国睡眠大数据报告》显示，中国成年人失眠发生率高达38.2%，存在睡眠障碍的人数高达5.1亿。如果你有以下几条表现，且症状每周至少出现3次，那就基本可以诊断为患有失眠症。

失眠症的表现

1. 入睡困难，入睡时间超过30分钟。
2. 有睡眠维持障碍，整夜觉醒次数大于等于2次。
3. 早醒，睡眠质量下降及总睡眠时间减少，通常少于6.5小时。
4. 有其他伴随症状，比如日间困倦疲劳、注意力不集中、记忆力减退，紧张不安、情绪低落等。

患有失眠症的人通常心理负担较重，糟糕的情绪和紧张的精神会加重失眠的痛苦。所以，针对失眠症既要有心理治疗，也要有药物治疗。服用精神类药品及抗抑郁药物等西药很有可能产生依赖。而服用中成药对失眠症有着较好的疗效和较少的副作用，可以作为治疗失眠症的常规方法。

◈ 阳不入阴，阴阳失衡，是为不寐证

中医认为，入寐困难或寐而易醒，醒后不寐，重者彻夜难眠，连续3周以上，同时伴有精神紧张等症状即可诊断为不寐证，即失眠症。中医理论认为，不寐病总的病机不外乎"阳不入阴，阴阳失衡"。

◈ 引起失眠的原因

临床上，引起失眠的原因有很多，常见的有以下四个。

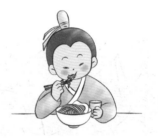

饮食不节：俗话说"胃不和则卧不安"，人过饱后易睡卧不安。胃病患者常会在夜间痛醒，从而妨碍睡眠。

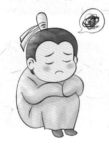

久病：慢性疾病往往会导致失眠，如贫血患者，长期气血亏虚，不能濡养心神，多有失眠。

年老体虚：年老者身体虚弱，精神不能自养，常常出现睡眠减少的现象。女性在从中年步入老年，进入围绝经期后，时常会失眠。

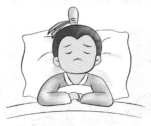

情志失调，忧思过度：心理负担重，精神压力大，焦虑紧张会导致人难以入睡。此外，劳动、休息的节律被打乱，也会引起失眠。

围绝经期易失眠，乌灵胶囊来安眠

更年期女性与月经这位"老朋友"相处的最后时光，多数并不那么美好，很多女性在这一阶段身心要经受相当大的考验。现代医学一般将此阶段称为"围绝经期"，伴随而来的一系列综合征被称为"绝经期综合征"，也叫"更年期综合征"。

◈ 更年期综合征，让女性睡不安稳

女性一旦进入绝经期，由于卵巢结构退变，生理功能衰退，雌激素生产不足，内分泌调节能力减弱，长期形成的内环境稳态被打破，但是又未形成新的稳态，所以会产生一系列身心不适，主要表现为血管舒缩障碍和神经精神症状。

其实，早在数千年前，中医就将此改变写入典籍，如《素问·上古天真论》有云："（女子）七七，任脉虚，太冲脉衰少，天癸竭，地道不通，故形坏而无子也。"描述的就是女子将届半百，气血之海亏虚、月事枯竭、生殖功能退化等一系列生理变化。

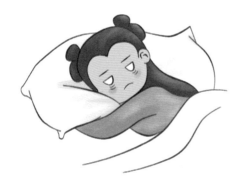

更年期女性更易心悸眩晕、乏力疲劳、焦虑烦躁、潮热盗汗、睡眠不安等。其中，睡眠不安是特别顽固的代表症状。

❖ 心肾不交型失眠，要从心从血论治

更年期女性失眠多数为心肾不交型。心肾不交型失眠是中医区分不寐证的一个特别类型。所谓心肾不交，是各种原因引起的心火不能下移于肾，肾阳不温，肾水不能上济于心，心火偏亢，心水肾火不相调和，从而引起各种自觉发热的表现。

这种热其实是一种虚假的热象，从本质而论还是心肾不足。心肾不交型失眠的主要症状有睡眠期间做梦特别多，患者心烦意乱、心悸胸闷、潮热盗汗、手足心热，同时伴随腰膝酸软、耳鸣、口干舌燥等。要想鉴别热象是真象还是假象，重点在于看舌苔。真象通常表现为舌头颜色深红、暗红，舌苔比较少。

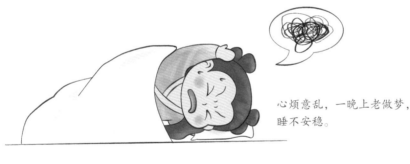

心烦意乱，一晚上老做梦，睡不安稳。

心肾不交型失眠的特点

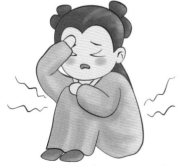

身体虚弱，时常感到腰酸背痛，四肢无力，走路不想抬脚。

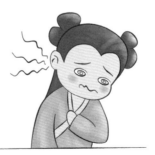

睡眠不足，常出现头晕眼花、心悸胸闷等症状。

很多中老年女性因缺乏养生保健的知识而饱受绝经前后诸证的困扰，或隐忍情绪，或自我疏导。很多人实在熬不下去，才想起来寻求医生帮助，但这时候治疗已经非常困难。那么，对更年期失眠，除了忍，有没有中成药可以用呢？有，那就是乌灵胶囊。

乌灵胶囊是炭棒菌科炭棒菌属真菌乌灵菌经深层发酵得到的菌丝体干燥粉末的胶囊制剂。乌灵菌又称"乌灵参""鸡茯苓""雷震子"。《中华本草》中说，乌灵参味甘、性平，归心、肝经，功能主要有安神、止血。乌灵胶囊单用或者与其他药物合用能够改善睡眠，可用于治疗心肾不交型、心脾两虚型不寐证。

科学研究表明，乌灵菌能够调节免疫、刺激造血、改善自主神经紊乱，从而佐证了乌灵菌有益气、养血、安神的功效。乌灵菌归心、肝经，养心养血，从心从血论治。乌灵胶囊不仅能够缓解更年期失眠，也能够改善心悸、眩晕、焦虑紧张等围绝经期的常见不适症状。

当然，乌灵胶囊并非只能用于更年期女性。其他年龄段的男性和女性，只要出现心烦意乱、多梦、腰膝酸软、耳鸣眼花等症状为主的失眠，都可以使用。

气血亏虚难入眠，补益心脾归脾丸

众所周知，精神因素是影响睡眠的一个重要方面。但其实气血亏虚也是引起失眠的一大元凶。

中医认为，气血乃人之根本。气虚、血虚对人体的影响，简单地说，是气虚无力、血虚发燥。长期气血不足会造成人体免疫力低下，使人经常生病。人的精神需要充足的气血来供养，如果气血亏虚，那么精神就会失养。而脾为气血生化之源，又具统血功能。脾气虚弱，则生血不足，或统摄无权，血溢脉外，导致心血亏虚。心主血，血能载气，血充则气足，血虚则气弱。心血不足，无以生土（脾胃），则脾气亦虚。心血不足，心失所养，以致心悸、心慌、精神恍惚；心神不宁，以致失眠多梦、眩晕、健忘。

❖ 年轻人失眠多因气血亏虚

气血亏虚型失眠在年轻人群中多见。这是因为现代社会中年轻人生活与工作节奏很快、压力大，又经常熬夜，作息没有规律。不良的生活习惯虽然还没有对肺腑造成实质性损伤，但却会消耗气血。

❖ 气血亏虚型失眠的日常表现

气血亏虚型失眠通常表现为不易入睡，多梦易醒，心悸健忘，神疲食少，伴有头晕目眩，面色偏暗、偏黄。脾虚之后，消化功能下降，吸收不良，又会出现四肢倦怠、疲劳乏力、腹胀便溏等症状。从舌苔来看，舌质颜色淡，舌苔薄白。

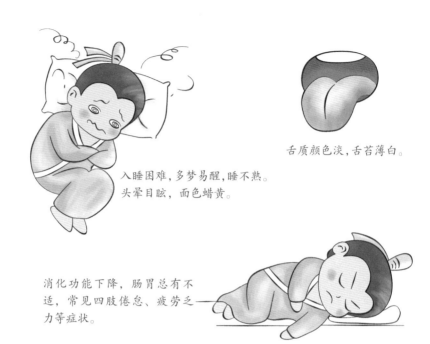

入睡困难,多梦易醒,睡不熟。
头晕目眩,面色蜡黄。

舌质颜色淡,舌苔薄白。

消化功能下降,肠胃总有不适,常见四肢倦怠、疲劳乏力等症状。

❖ 气血亏虚型失眠,用归脾丸

治疗气血亏虚型失眠,重在补益心脾,养血安神。推荐中成药是归脾丸。归脾丸出自宋代严用和《严氏济生方》中的归脾汤。归脾汤由人参、龙眼肉、炒黄芪、白术、炒酸枣仁、白茯苓、木香、炙甘草组成。后来明代医家薛己编纂《内科摘要》,在方中增加了当归、远志,增益该方养血宁神之效,归脾丸由此而来。

归脾丸,顾名思义着眼点在脾。脾主运化,主统血。从脾论治,推动人体运化功能,使气血化生有源,补脾益气、摄血行血、养血安神、宁心定志。所以,气血亏虚引起的失眠,可以借由归脾丸治疗。此外,归脾丸还对神经衰弱、脑外伤后综合征、血小板减少性紫癜、更年期综合征、再生障碍性贫血等有一定的治疗效果。

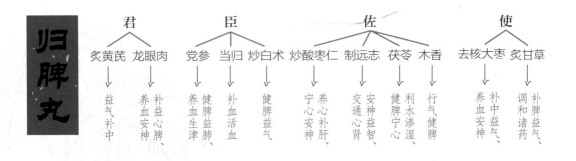

归脾丸

君		臣			佐				使	
炙黄芪	龙眼肉	党参	当归	炒白术	炒酸枣仁	制远志	茯苓	木香	去核大枣	炙甘草
↓	↓	↓	↓	↓	↓	↓	↓	↓	↓	↓
益气补中	补益心脾、养血安神	养血生津、健脾益肺	补血活血	健脾益气	养心补肝、宁心安神	安神益智、交通心肾	利水渗湿、健脾宁心	行气健脾	补中益气、养血安神	补脾益气、调和诸药

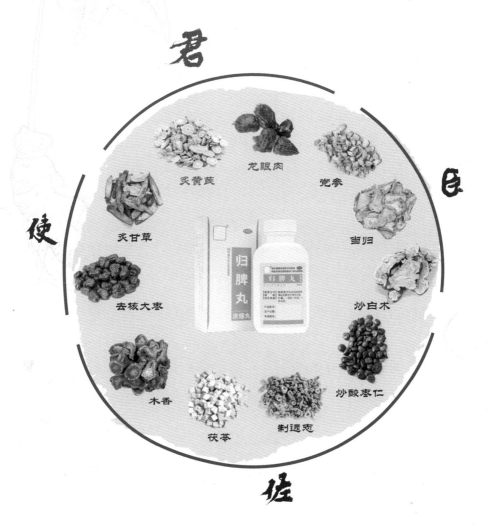

归脾丸除了能够治疗失眠，还能够治疗心脾气血两虚造成的记忆力减退，以及便血、崩漏等病症。

痰热扰心难入眠，就用安神温胆丸

很多人有这样的体验，每每饱食之后入睡，睡眠质量就会下降。一些胃肠疾病，比如消化性溃疡、功能性消化不良、肠易激综合征等，腹胀腹痛时作，白天影响患者情绪，夜间困扰睡眠，也是引起失眠的重要原因。

消化性溃疡的症状：患者时常要忍受节律周期性上腹痛，比如胃溃疡易餐后痛、十二指肠溃疡易夜间痛。消化性溃疡往往病程缓慢，长期影响睡眠质量，患者失眠在所难免。

功能性消化不良患者：时常感觉餐后饱胀、中上腹胀痛，用餐时有早饱感，嗳气、恶心等。该病常由精神因素引发，亦可造成失眠、抑郁、焦虑等。

肠易激综合征患者：此类患者抑郁、焦虑的评分指数通常高于健康人群。通常应激事件评分越高，睡眠质量越差。

❖ 痰热扰心，寝食难安

从脏腑理论角度来讲，失眠病位在心、脑，与肝、脾、肾关系密切。饱餐或者功能性消化不良都会造成不同程度的积食。积食日久，化热结痰，痰热内扰心神，于是造成失眠，中医将此称作"痰热扰心证"。

痰热扰心型失眠的主要表现为心烦失眠；食积阻滞影响脾胃气机的升降运化，表现为胸腹部痞闷胀满，恶心、嗳气；痰热上扰，表现为头重、目眩，舌质深红、舌苔黄腻。

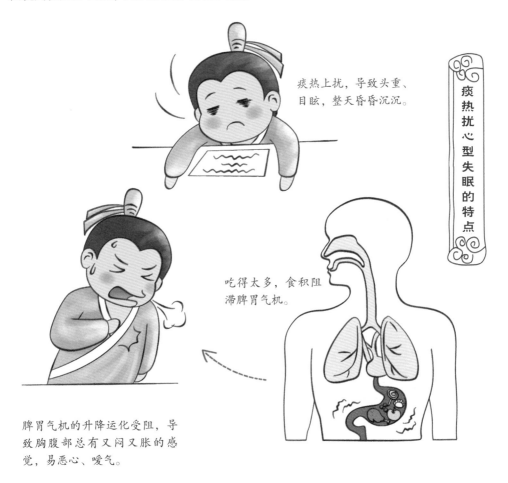

痰热上扰，导致头重、目眩，整天昏昏沉沉。

痰热扰心型失眠的特点

吃得太多，食积阻滞脾胃气机。

脾胃气机的升降运化受阻，导致胸腹部总有又闷又胀的感觉，易恶心、嗳气。

❖ 痰热扰心型失眠，用安神温胆丸

治疗痰热扰心型失眠，推荐使用安神温胆丸。

安神温胆丸源自南朝梁医者姚僧垣《集验方》中的温胆汤。方中只有半夏、橘皮、竹茹、炙枳实、生姜、炙甘草六味药。其中，半夏、橘皮偏温，竹茹、枳实偏凉，温凉兼进，令全方不寒不燥，理气化痰以和胃，胃气和降则胆郁得舒，痰浊得去则胆无邪扰，由此心神可得安宁，失眠自愈。全方具有和胃化痰、安神定志的作用。

随着时间推移，历代医家在温胆汤的基础上加减改进，安神温胆丸就是加减方之一。

· 安神温胆丸的配伍

君	臣		
制半夏	竹茹	陈皮	枳实
燥湿化痰	清热化痰、除烦止呕	理气健脾、燥湿化痰	破气消积、化痰散痞

佐							使	
茯苓	炒酸枣仁	制远志	五味子	人参	熟地黄	朱砂	甘草	大枣
利水渗湿、健脾宁心	宁心安神、养心补肝	安神益智、祛痰消肿	益气生津、补肾宁心	补脾益肺、生津养血	补血滋阴、益精填髓	清心镇惊、安神解毒	补脾益气、调和诸药	补中益气、养血安神

拾壹 · 肾亏别乱用六味地黄丸

肾虚只知六味丸，这种认识不完全
生活习惯不改变，壮阳药吃尽也枉然
早泄困扰烦恼多，辨证治疗助选择
阳痿隐疾难启齿，越补越虚却为何

肾虚只知六味丸，这种认识不完全

生活中，我们常能听到一个词：肾虚。它有时候是出自专业医师之口，有时候是来自男性间的相互调侃戏谑，更多时候是来自亲朋好友关心下的主观"诊断"。有的人一听中医讲"肾虚"，就以为肾脏出现了器质性病变，立马去医院抽血化验查肾功能，但往往查下来肌酐、尿素氮等数据都是正常的。

◈ 中西医对肾脏的不同理解

中西医对肾脏功能的认识在概念和范畴上并不完全等同，它们之间既有所联系，又有所区别。中医所说的"肾脏"，其含义相对于西医所说的"肾脏"要更广。

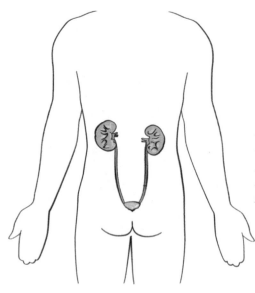

西医所说的"肾脏"，解剖位置位于腰部脊柱两侧，左右各一，右微下，左微上，外形椭圆弯曲，状如豇豆，与泌尿系统紧密相连，是身体的净水器、筛子和生命工厂。

中医认为肾主水液，西医认为肾脏生成尿液，对人体水盐、电解质代谢平衡起到重要作用，这是相联系的一方面。再看区别。中医认为肾主藏精，"精"有两层含义，包含"广义之精"和"狭义之精"。广义之精是指推动人体生长发育、生殖和脏腑机能活动的精微物质。狭义之精是指禀受于父母并经过后天生长发育，具备生殖繁衍作用以及传递遗传信息的精微物质，又称"生殖之精"，即男性的精子和女性的卵子。从这个概念上来讲，显然中医所讲的"肾"的功能，其含义较现代医学更为广泛，除涵盖肾脏功能以及部分神经、内分泌系统等的功能，还包括生殖系统的部分功能。

◈ 中医对肾虚的理解

中医认为，肾主藏精、主水液、主纳气等机能衰退，就可称为"肾虚"。中医讲的肾虚是比较宽泛的病理概括，包括肾脏、肾上腺、骨骼、骨髓（肾主骨生髓）、脑（为髓海）、发（肾其华在发）、耳（肾开窍于耳）等的病变。病变程度较轻时无明显症状；程度较重时症状明显，身体多项指标异常，可确诊患上某些疾病，如水肿（慢性肾脏病）、头痛（原发性高血压）、阳痿（勃起功能障碍）、耳鸣、耳聋、骨痿（骨质疏松）等。

	肾阳亏虚证
	肾阴不足证
肾虚证型	肾精不足证
	肾气不固证
	肾不纳气证

◈ 肾阴不足证，用六味地黄丸

肾阴不足的患者有腰膝酸软、头晕耳鸣、盗汗遗精等症状，还会出现形体消瘦、咽干颧红、五心烦热、溲黄便干、舌红少津等肾脏阴液不足的表现，这个时候六味地黄丸就可以派上用场了。

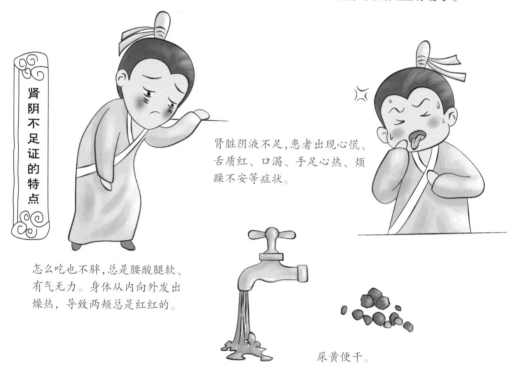

肾脏阴液不足，患者出现心慌、舌质红、口渴、手足心热、烦躁不安等症状。

怎么吃也不胖，总是腰酸腿软、有气无力。身体从内向外发出燥热，导致两颊总是红红的。

尿黄便干。

六味地黄丸始见于北宋医家钱乙的《小儿药证直诀》，脱胎于东汉张仲景所著《金匮要略》中的肾气丸，即肾气丸去掉桂枝和附子。方中熟地黄滋阴补肾、益精填髓，为君药。酒萸肉补肝肾、涩精气、固虚脱，山药补脾养胃、生津益肺、补肾涩精，二者共为臣药。君药、臣药为"三补"。泽泻利湿泄浊，牡丹皮清泄虚热，茯苓淡渗脾湿，此为"三泻"，补而不腻，共为佐药。六味地黄丸主要用于治疗肾阴不足证，正如清代医家唐大烈在《吴医汇讲》中所说："此为补阴之主方，补五藏之阴以纳于肾也。"

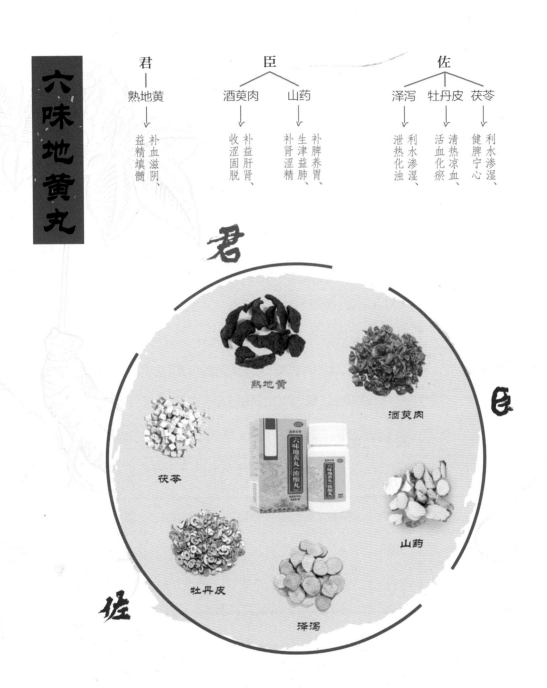

六味地黄丸

君
熟地黄
↓
益精填髓
补血滋阴、

臣
酒萸肉
↓
收涩固脱
补益肝肾、

山药
↓
补肾涩精
生津益肺、
补脾养胃、

佐
泽泻
↓
泄热化浊
利水渗湿、

牡丹皮
↓
活血化瘀
清热凉血、

茯苓
↓
健脾宁心
利水渗湿、

君

臣

佐

熟地黄

酒萸肉

茯苓

山药

牡丹皮

泽泻

很多人一见肾虚就用六味地黄丸，这种做法是错误的。六味地黄丸仅适用于肾阴不足证，肾阳亏虚证、肾精不足证等并不适用，需要根据具体病情另选方药。

❖ 左归丸、桂附地黄丸、右归丸，也是治肾虚良药

若六味地黄丸适应证当中，腰膝酸软、头晕耳鸣的症状较明显，而骨蒸潮热、盗汗遗精等虚热症状较轻，甚至没有，则治法上应侧重补益肾阴，参以少量补肾阳的药物，此时适宜选用左归丸，以增强补肾阴的药力。

患者如果除了腰膝酸软、头晕耳鸣，还伴有怕冷、手脚冰凉、肢体水肿、小便不利或夜尿频多、性功能下降等表现，则提示肾阳不足，必须温肾助阳，宜选用桂附地黄丸，程度较重者可选用右归丸。

所以，一听到肾虚就吃六味地黄丸，或者赶紧化验检测肾功能，都显得太过急躁。如果被诊断为肾虚，可以放宽心，对照前文仔细辨证，或者谨遵医嘱，做出正确选择不是难事。

· 左归丸的配伍

君	臣				佐		
熟地黄	山茱萸	枸杞子	龟板胶	鹿角胶	牛膝	菟丝子	山药
补血滋阴、益精填髓	补益肝肾、收涩固脱	滋补肝肾、益精明目	滋阴养血	温补肝肾、益精养血	补肝肾、强筋骨、利尿通淋、引血下行	补益肝肾、固精缩尿	补脾养胃、补肾涩精

生活习惯不改变，壮阳药吃尽也枉然

中国传统文化中有"天人相应""天人合一"的哲学观念。小至修身、齐家，大到治国、平天下，"天人合一"的理念一以贯之。《老子》中说："人法地，地法天，天法道，道法自然。""身体是革命的本钱"，养生作息自然属于修身范畴，古人指出养生保健同样要遵从客观的自然规律，人的休养作息规律应当和天地阴阳消长节律相适应，否则机体就容易阴阳失衡，患上疾病。

◈ 阴不配阳，"雄风"不再，暴病易上门

在城市工作、生活的上班族，工作强度大、劳动时间长，下班后还有停不下来的应酬，以及家庭的各种琐事，多方面压力常常令人喘不过气来。《黄帝内经》中说"阳气者，烦劳则张"，意指过度劳累或长时间情绪紧张，人体内的阳气就会张扬上浮，不能潜降入阴分。长此以往，阴不配阳，阳气就会失去控制，最终"血之与气并走于上，则为大厥，厥则暴死"，发生脑卒中、心源性猝死等急性心脑血管疾病，这种情况在生活中并不鲜见。当然，这是急性发病的，也有慢性、隐匿性发病，其中就包括性功能障碍。

◈ 肾气充盈，则功能强健

肾脏，五行属水，主藏精。《黄帝内经》中说："肾者主水，受五脏六腑之精而藏之，故五脏盛乃能泻。"这表明五脏六腑在精气充盛且有余的情况下，会将多余精气贮藏于肾，以备不时之需。《黄帝内经》里又说，男子"二八，肾气盛，天癸至，精气溢泻，阴阳和，

故能有子",表明肾气充足与否与男性生殖机能密切相关。因此,男性想要性功能强健,肾中精气充盈往往是关键。

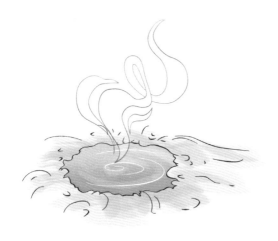

肾脏好比一个"蓄水池",是人体贮藏精气的地方,精气分先天之精和后天之精。先天之精来源于父母,后天之精来源于脾胃运化的水谷精气。肾精是人体生长、发育和生殖的基本物质,肾中精气不足,会导致成人早衰、性功能下降等。

❖ 服用万艾可(伟哥),会增加心血管意外的风险

平时不养成良好的生活和工作习惯,以养护身体的"精、气、神",而在出了问题之后依赖万艾可续命,这种临时抱佛脚、临阵磨枪的做法是不靠谱、不安全的。从中医角度看,万艾可属于助肾阳的药物,长时间不恰当地使用必然损伤人体真阴,不可久恃。另外,现代药理学研究提示,服用万艾可会增加心血管意外的风险。

由此可见,男性朋友既想要在房帏之事中一展雄风,又想要健康长寿,调整好生活和工作的作息是十分重要的。起居谨慎,饮食有度,自然阴平阳秘,长寿健康。

早泄困扰烦恼多，辨证治疗助选择

早泄是一种常见的男性性功能障碍，以性生活时射精潜伏期短、不能控制射精时间为特点，极易给男性带来较大的心理压力，如苦恼、焦虑、挫败感等，进而使男性畏惧或躲避性生活，影响夫妻感情和家庭生活。

◈ 导致早泄的诱因

在我国古代，性医学被称为"房中术"，在汉代时已形成相关理论学说，如长沙马王堆出土的汉简《天下至道谈》中就提出"七损八益"之说，强调"气有八益，又有七损，不能用八益去七损，则行年四十而阴气自半也"，提出了许多有关性生活的注意事项，指出合理有节的性生活不仅不会损伤身体，反而对健康有益，但若反其道而行之，则会损害健康。《天下至道谈》还介绍了防治阳痿、早泄的方法，其内容细致而缜密，具备很高的科学性。

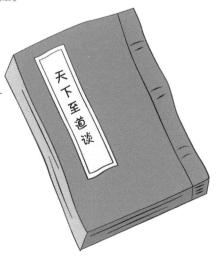

《天下至道谈》中的"七损八益"之说主要是讲房中养生之术。所谓七损：一是精道闭塞，二是精气早泄，三是精气短竭，四是阳痿不举，五是心烦意乱，六是陷入绝境，七是急速图快徒然耗费精力。所谓八益：一是调治精气，二是致其津液，三是掌握适宜的交合时间，四是蓄养精气，五是调和阴阳，六是聚积精气，七是保持盈满，八是防止阳痿。避免七损，采用八益来补益精气，可以让男性朋友恢复健壮，延缓衰老。

早泄之病，经常与阳痿、遗精等并见，尤其是遗精。从中医角度来看，两者病理机制类似。早在先秦时期，古人就开始了相关病因与病机的研究。如《灵枢》中说："怵惕思虑则伤神，神伤则恐惧自失……恐惧而不解则伤精，精伤则骨酸痿厥，精时自下。""怵惕"就是害怕、恐惧的意思，中医认为"恐伤肾"，肾气受损，不能藏精，故而出现频繁遗精的情况。而思虑过度则损伤心脾气血，最终气不摄精，导致遗精。当然，遗精的同时会伴发早泄，因为两者病机基本相同。

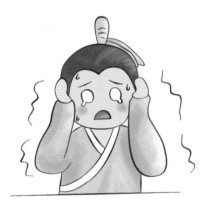

男性恐惧过多伤肾，思虑过多伤心、伤脾。肾气损伤，无法贮藏精气，就会导致遗精、早泄。

到了隋代，《诸病源候论·虚劳病诸候》则明确描述了早泄的情形："肾气虚弱，故精溢也。见闻感触，则动肾气，肾藏精，今虚弱不能制于精，故因见闻而精溢出也。"它指出早泄与肾气不足有关，与心理和精神因素也是分不开的，仅"见闻感触"了一下就发生了早泄，此时性生活还没有开始或者才刚开始。这与前文《灵枢》中提到的"怵惕思虑""恐惧而不解"等精神因素导致早泄相呼应。现代医学同样认为心理或精神因素是早泄的重要病因，这种观点与中国古代医家的认识可谓不谋而合。

❖ 身心同调，形神并治

早泄的成因是复杂的。因此改善早泄，除了按医嘱或说明书用药，日常养生也十分重要。

首先，要调畅情志，短期内宜清心寡欲。如张介宾在《景岳全书》中所说："盖遗精之始，无不病由乎心……及其既病而求治，则尤当以持心为先，然后随证调理，自无不愈。使不知求本之道，全恃药饵，而欲望成功者，盖亦几希矣！"这段话强调放松心情、清心寡欲在治病过程中非常重要，改善早泄不可单纯地倚仗药物，而应当综合治疗，心理与身体同调，形神并治。早泄和遗精病机相同，忧思焦虑会损耗心脾气血，致气不摄精，造成早泄；心中欲念无穷、妄想难断，情动于中，君火、相火妄动，扰动精室，同样会造成早泄。因此，夫妻在情感上宜相互理解关怀。在调治过程中，夫妻应暂时分床而居，节制房事，降低性生活频率。男性则应清心节欲，戒除自慰之习，缓解紧张、焦虑的情绪，并进行适当的体育锻炼，八段锦、太极拳等传统体育锻炼方法尤为合适。

其次，在治病过程中，男性要注意生活起居，避免受凉感冒，不宜过劳，养成侧卧的习惯，被褥不可过重，衬裤不宜过紧，以减少局部刺激。

最后，饮食宜清淡而有营养，少食辛辣刺激、油腻肥厚的食物，晚餐不宜过饱，养成饭后散步的习惯，这有助于脾胃运化，避免痰湿内生，对防治早泄有益。

◈ 肾气不足型早泄，分清症状再用药

肾气亏虚者除早泄症状外，还会伴有腰酸膝软、眩晕耳鸣、健忘失眠、头晕目眩、齿摇发落等症状。治疗上应补肾固精，可以选用中成药左归丸(详见第196页)和金锁固精丸。

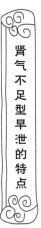

肾气不足型早泄的特点

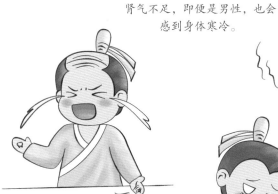

肾气不足，即便是男性，也会感到身体寒冷。

年纪大一点儿的男性，不但会早泄、头晕目眩，甚至会出现牙齿松动脱落、脱发等症状。

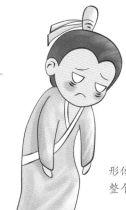

形体消瘦、健忘失眠，整个人昏昏沉沉。

· 金锁固精丸的配伍

君	臣			佐	
炒沙苑子	蒸芡实	莲须	莲子	煅龙骨	煅牡蛎
补肾固精、养肝明目	补脾止泻、益肾固精	固肾涩精	补脾止泻、益肾涩精	镇惊安神、平肝潜阳	重镇安神、潜阳补阴

患者如果兼有五心烦热、唇红颧赤、形瘦盗汗等明显症状，可选用中成药大补阴丸。若兼见形寒肢冷、阳痿精冷、夜尿频多等肾阳不足的症状，可选用桂附地黄丸和右归丸等。

❖ 心脾两虚型早泄，用归脾丸

心脾两虚型早泄的症状主要有劳累后发生早泄，同时伴有心悸不宁、失眠健忘、面色萎黄、四肢困倦、食少便溏等。

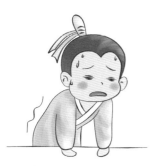

思虑过度，很容易在劳累后发生早泄。

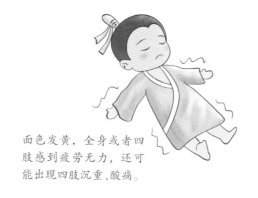

面色发黄，全身或者四肢感到疲劳无力，还可能出现四肢沉重、酸痛。

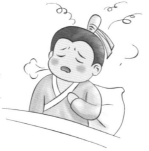

睡眠不好，会突然心慌、心跳加剧，长期失眠、精神疲乏、记忆力下降。

心脾两虚型早泄的特点

因思虑过度造成心脾两虚型早泄，患者一要调整好心理状态，宜放松心情，节虑少思，不可殚精竭虑；二要补益身体气血的虚损，可选用归脾丸（详见第186页）、十全大补丸（详见第64页）、补中益气丸等。

◈ 湿热下注型早泄，用萆薢分清丸

除了肾气不足型早泄和心脾两虚型早泄，早泄还可由湿热下注造成。饮食肥甘厚腻会损伤脾胃，以致湿热痰火下注，扰动精室，发为早泄。湿热下注型早泄者大多有以下症状：遗精，或尿时有少量精液外流，小便灼热混浊、涩滞不爽，口舌生疮，或脘腹痞闷、恶心，舌苔黄腻等。此类患者常常有慢性前列腺炎、精囊炎等疾病。

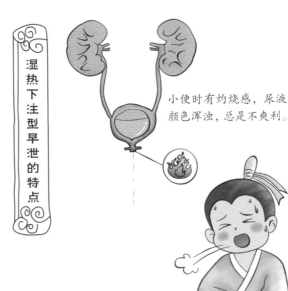

湿热下注型早泄的特点

小便时有灼烧感，尿液颜色浑浊，总是不爽利。

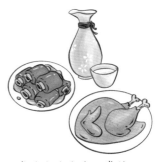

常吃大鱼大肉、常饮酒，以致损伤脾胃。

小腹部憋闷、感觉不畅快，或伴有腹胀、打嗝，严重的会出现恶心、呕吐。

对湿热下注型早泄，治疗应以清热利湿为法，可以选用中成药萆薢分清丸。

· 萆薢分清丸的配伍

君	臣	佐		使
粉萆薢	石菖蒲	盐益智仁	乌药	甘草
利湿去浊	开窍豁痰、化湿开胃	暖肾缩尿、温脾止泻	行气止痛、温肾散寒	补脾益气、调和诸药

阳痿隐疾难启齿，越补越虚却为何

阳痿也是一种常见的男性性功能障碍,40岁以上中年男性发病率较高。它以性生活过程中阴茎不能勃起或勃起不坚,或勃起持久性不够,以致无法获得满意的性生活为特征。

◈ 见痿就补，并不一定对症

《黄帝内经》中称阳痿为"阴痿""阴器不用""筋痿"等,如《素问》中说:"思想无穷,所愿不得,意淫于外,入房太甚,宗筋弛纵,发为筋痿。"这段文字提示,情志不畅(思想无穷、所愿不得)和性生活过度(入房太甚)都可以引起阳痿。由此可见,阳痿不一定都是虚证。既然不全是虚证,那么见痿就补就太过武断了。因此,在阳痿的辨治上,应当先搞清楚虚实,再下手治疗,不能见"痿"就补。

阳痿虚证包括命门火衰、心脾两虚、恐惧伤肾等,虚者补之,使用补益精气的药物即可生效。实证多为肝郁不舒、湿热下注,实者泻之,不可一味蛮补,否则必然越补越实,越补越"痿"。由此看来,分清阳痿的虚实十分重要,如肝郁不舒的实证,本身就是气滞不能舒展条达,如果盲目补气,则越补气越滞,病情必然加重。

因此,唯有对照自身的症状和既往的生活习惯,将阳痿发病的原因搞清楚,才能对症治疗,药到病除。

❖ 命门火衰型阳痿，用右归丸

《景岳全书》中说："凡男子阳痿不起，多由命门火衰，精气虚冷。"命门火衰，肾阳不足，就是所谓的"肾阳虚"，多有阴茎不举，或举而不坚，阴囊、阴茎有冰凉冷缩感，精冷稀薄；患者多伴有腰酸膝软、头晕耳鸣、畏寒肢冷、精神萎靡、面色苍白等表现。

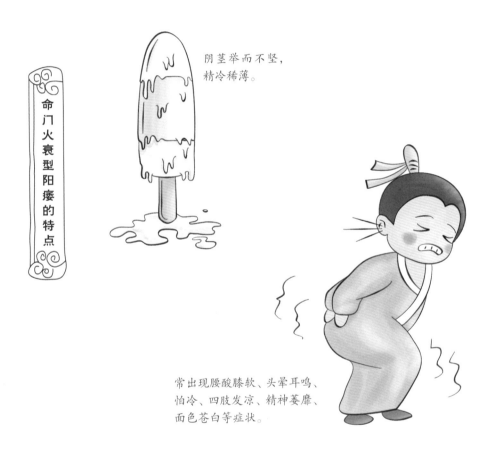

命门火衰型阳痿的特点

阴茎举而不坚，精冷稀薄。

常出现腰酸膝软、头晕耳鸣、怕冷、四肢发凉、精神萎靡、面色苍白等症状。

命门火衰而阳痿属于虚证，虚则补之，宜补肾助阳，可选用中成药右归丸(详见第125页)。

❖ 心脾两虚型阳痿，用归脾丸

思虑无度会损伤心脾气血，也可以导致阳痿。《景岳全书》中说："凡思虑、焦劳、忧郁太过者，多致阳痿。"这和前文《素问》中提到的阳痿病因是一致的。心脾是气血生化之源，忧愁思虑不解，气结伤脾，则饮食不调，遂气血不足，病及阳明冲脉，宗筋失养，而成阳痿。所以心脾两虚型阳痿大多伴有精神不振、失眠健忘、食欲不佳、面色少华等症状。

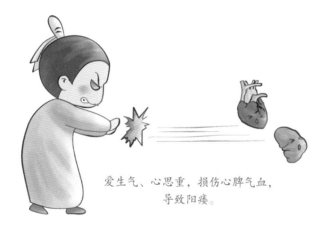

爱生气、心思重，损伤心脾气血，
导致阳痿。

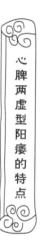

心脾两虚型阳痿的特点

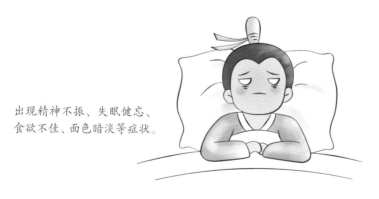

出现精神不振、失眠健忘、
食欲不佳、面色暗淡等症状。

对心脾两虚型阳痿，治疗重在补益气血，可选用中成药归脾丸(详见第187页)。

❖ 恐惧伤肾型阳痿，用柏子养心丸

阳痿虚证当中还有一种因恐惧伤肾而导致的，如《景岳全书》
中说："忽有惊恐，则阳道立痿。"

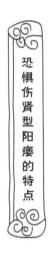

恐惧伤肾型阳痿的特点

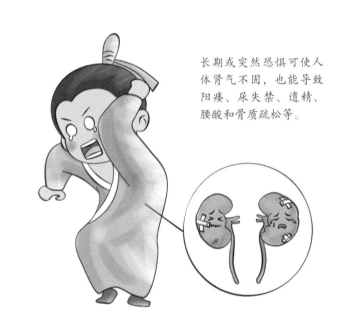

长期或突然恐惧可使人体肾气不固，也能导致阳痿、尿失禁、遗精、腰酸和骨质疏松等。

既然是恐惧伤肾，治则宜以补肾安神为法，可选用六味地黄丸
或桂附地黄丸，同时合用柏子养心丸。

· 柏子养心丸的配伍

君		臣				佐						使
炙黄芪	当归	柏子仁	党参	川芎	茯苓	制远志	酸枣仁	肉桂	醋五味子	半夏曲	朱砂	炙甘草
补气益中	补血活血	养心安神	健脾益肺、养血生津	活血行气	利水渗湿、健脾宁心	安神益智、交通心肾	养心补肝、宁心安神	补火助阳、引火归元	益气生津、补肾宁心	和胃醒脾、燥湿助运	清心镇惊安神	补脾益气、调和诸药

❖ 肝郁不舒型阳痿，用逍遥丸

清代程文囿所辑《医述》中说："失志之人，抑郁伤肝，肝木不能疏达，亦致阴痿不起。"说明心情抑郁，阳气不能宣达，也可以导致阳痿。现代社会生活节奏较快，男性所承受的精神压力往往也较大，是引发阳痿的重要因素。肝气不舒导致的阳痿，患者多情绪抑郁，或性躁易怒，胸脘、胁肋胀闷不适，食欲不振，伴有发作性腹痛、腹泻等症状，治疗时应先治"神"，后治"形"。

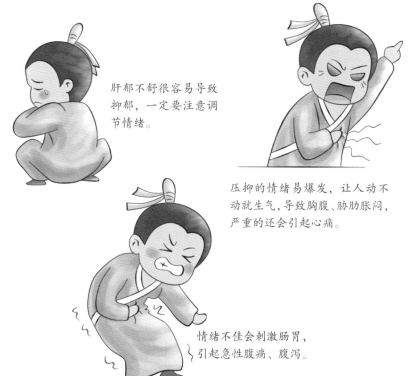

肝郁不舒很容易导致抑郁，一定要注意调节情绪。

压抑的情绪易爆发，让人动不动就生气，导致胸腹、胁肋胀闷，严重的还会引起心痛。

情绪不佳会刺激肠胃，引起急性腹痛、腹泻。

肝郁不舒型阳痿的特点

治疗肝郁不舒型阳痿，患者首先应调畅情绪、振作精神，然后用药调理，可选用中成药逍遥丸（详见第178页）。如此形神合一、身心并治，方能够获得令人满意的效果。

❖湿热下注型阳痿，用龙胆泻肝丸、萆薢分清丸

饮食肥甘厚腻会损伤脾胃，酿湿生热。湿热下注冲任，热则宗筋(阴茎)弛纵，发生阳痿。这种类型的阳痿常伴有下尿路症状，如小便黄赤，或排便涩痛，以及阴囊潮湿痒痛、下肢酸重、舌苔黄腻等。

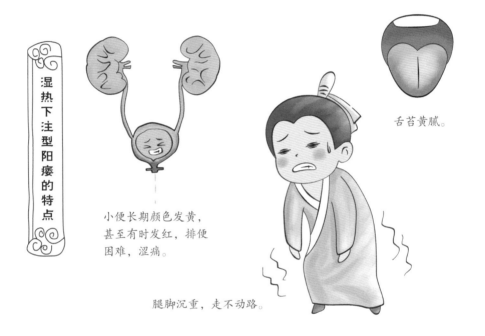

湿热下注型阳痿的特点

舌苔黄腻。

小便长期颜色发黄，甚至有时发红，排便困难，涩痛。

腿脚沉重，走不动路。

湿热下注型阳痿可选用龙胆泻肝丸或萆薢分清丸(详见第204页)等中成药治疗。

·龙胆泻肝丸的配伍

君	臣		佐					使	
龙胆	黄芩	炒栀子	泽泻	木通	盐车前子	酒当归	地黄	柴胡	炙甘草
清热燥湿、泻肝胆火	清热燥湿、泻火解毒	泻火除烦、清热利湿	利水渗湿泄热	利尿通淋、清心除烦	清热利尿、渗湿通淋	补血活血、调经止痛	清热凉血、养阴生津	疏肝解郁、疏散退热	调和诸药

拾贰

· 妇科疾病，中药调理颇相宜

月经不调明目杂，先后多少各有招

月经过多，热、瘀、虚是病机

月经过少、闭经，虚者补之，实者泻之

每月一痛难忍受，分型根治有妙招

更年期间症状多，滋补肾阴来应对

月经不调明目杂，先后多少各有招

月经不调是指月经周期、经期、经量等异常的一类疾病，病种较多。

❖ 月经不调用中成药治疗有优势

治疗月经不调的中成药种类、名目繁杂，要根据月经不调各种证候的病机和症状特点，从"月经过多、经期长"和"月经过少、闭经"两个方面来治疗。治疗"月经过多、经期长"，中成药通过"止血、调经"以缩短行经时间、减少月经量和调整月经周期。治疗"月经过少、闭经"，中成药通过"活血、通经"以增加月经量，恢复正常月经周期。

使用中成药调经治疗有明显的优势，在辨证和辨病论治相结合的前提下，遵循"急则治标，缓则治本"的原则，合理选用中成药，可恢复正常的月经周期、经期和经量等。

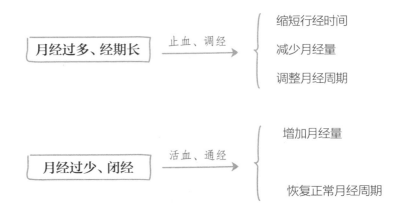

月经过多，热、瘀、虚是病机

月经过多、经期长，此类月经不调多由无排卵型功能失调性子宫出血（简称"功血"）、黄体萎缩不全、黄体功能不足、排卵期出血、放置宫内节育器等导致。无排卵型功血主要表现为月经周期紊乱、经期长短不一、经量增多甚至大量出血，严重者可导致贫血，甚至失血性休克，属于中医"崩漏"范畴。有排卵型功血（黄体功能不足、黄体萎缩不全）等可表现为月经量增多、行经时间延长、月经周期提前、经间期出血，属于中医"月经过多、月经先期、经期延长、经间期出血"范畴。

此类病主要表现为异常子宫出血，可概括为"热""瘀""虚"三个病机。治疗上应当本着"急则治标，缓则治本"的原则。月经过多、经期长以经期止血为主，于行经第2~3天开始服药，血止后2~3天停药，3个月为一个疗程。

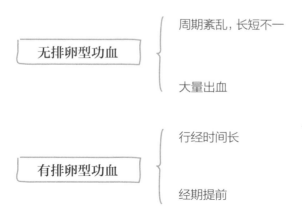

无排卵型功血 ｛ 周期紊乱，长短不一

大量出血

有排卵型功血 ｛ 行经时间长

经期提前

❖肝郁血热型月经不调，用断血流片

肝郁血热型月经不调较为常见，主要特征是月经周期提前，月经量多，或经来先后不定，甚至经来无期，经血突然暴崩如注或淋漓日久难止，经色鲜红或深红，质稠；患者乳房或胁肋胀痛，烦躁易怒，口苦、口渴烦热，面红目赤，小便色黄、大便干结，舌质红、舌苔黄等。

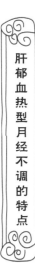

肝郁血热型月经不调的特点

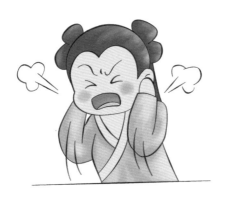

来月经前，乳房和胁肋会胀痛，情绪起伏比较大，容易发脾气。

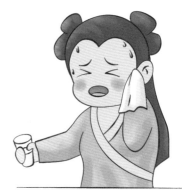

来月经时，口苦，吃东西没滋味，口渴想喝水，面色和眼睛发红。

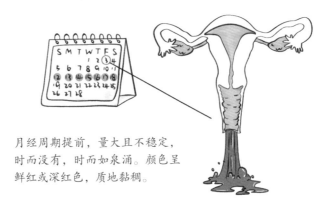

月经周期提前，量大且不稳定，时而没有，时而如泉涌。颜色呈鲜红或深红色，质地黏稠。

肝郁血热型月经不调，治法应以疏肝、清热、凉血为主，推荐用中成药断血流片。断血流片组方只用一味中药断血流。断血流是一种收敛止血药，具有凉血止血的作用，适用于血热妄行所致的月经过多、崩漏，属功能失调性子宫出血、子宫肌瘤出血及多种出血症等。

❖ 湿热型月经不调，用宫血宁胶囊

湿热型月经不调的主要特征为经期延长，或经间期出血，量不多或稍多，经色暗红，质稠，带下量多，色赤白或黄，伴有下腹灼热疼痛，舌质红、舌苔黄腻。

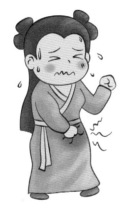

舌质红，舌苔黄腻。

下腹疼痛，有种被灼烧过的感觉。
走路和行动不便，坐立不安。

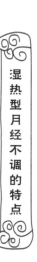

湿热型月经不调的特点

对湿热型月经不调，治疗方法为清热除湿、凉血止血，适用中成药为宫血宁胶囊。该药组方只用一味中药重楼，具有凉血止血、清热除湿、化瘀止痛的作用，适用于崩漏下血、月经过多、产后或流产后宫缩不良及出血属于血热妄行证，以及慢性盆腔炎之湿热瘀结所致的小腹痛、腰髓痛、带下增多等。

❖ 血瘀型月经不调，用少腹逐瘀丸

血瘀型月经不调的主要特征是月经量多，或经期延长，或经间期阴道出血，甚至经血非时而下，量时多时少，时出时止，或淋漓不断，经色暗有血块，伴有小腹刺痛，血块排出后疼痛缓减，患者舌质紫暗或边尖有瘀点、瘀斑等。

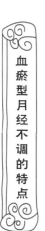

血瘀型月经不调的特点

舌质紫暗或边尖有瘀点、瘀斑。

下腹刺痛，多是瘀血凝滞压迫神经导致，只要血块排出体外，这种疼痛就能缓解。

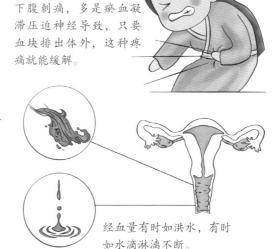

经血量有时如洪水，有时如水滴淋漓不断。

血瘀型月经不调的治则为活血、化瘀、止血，常用中成药为少腹逐瘀丸。全方可祛瘀止血，适用于瘀血阻滞引起的月经过多、经色紫黑有块、腹痛拒按等。

· 少腹逐瘀丸的配伍

君		臣					佐		使
当归	川芎	蒲黄	醋炒五灵脂	赤芍	醋延胡索	炒没药	肉桂	炮姜	盐炒小茴香
补血活血、调经止痛	活血行气、祛风止痛	止血化瘀	活血止痛、化瘀止血	清热凉血、散瘀止血	活血行气止痛	散瘀定痛	散寒止痛	散寒温中	散寒止痛、引药入肝肾

❖ 脾气虚型月经不调，用人参归脾丸

脾气虚型月经不调的主要特征是月经周期提前，或过期不净，甚至经乱无期，经血暴下或淋漓不止，量或多或少，色淡红，质清稀，患者神疲乏力、少气懒言，面色无华，食少便溏，小腹空坠，舌质淡红、舌苔薄白等。

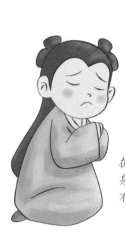

在月经期，往往精神不济，身体感到疲劳，正气不足，不想说话。

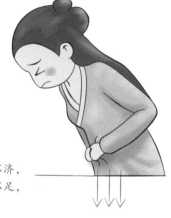

小腹下部有坠胀感，出现胀痛、腰骶部酸痛。

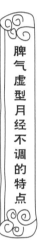

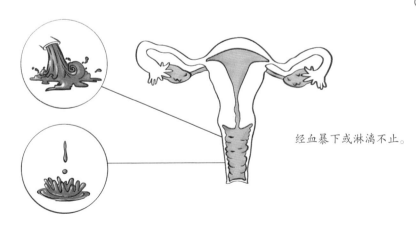

经血暴下或淋漓不止。

对脾气虚型月经不调，治则为益气健脾、固冲止血，常用中成药为人参归脾丸。全方益气补血、健脾养心，适用于心脾两虚、气血不足、脾不统血所致的月经过多、经期延长、崩漏等。

人参归脾丸

君	臣	佐	使

蜜炙黄芪　人参　炒酸枣仁　当归　茯苓　麸炒白术　去心甘草　龙眼肉　木香　蜜炙甘草

炙远志

益气补中

补脾益肺、生津养血

养心补肝、宁心安神

补血活血、调经止痛

利水渗湿、健脾宁心

健脾益气、燥湿利水

安神益智、交通心肾

补益心脾、养血安神

行气止痛、健脾消食

补脾益气、调和诸药

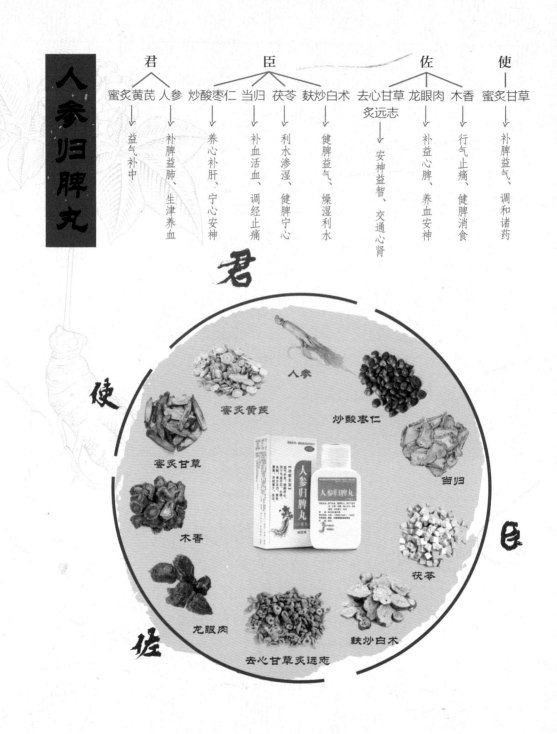

人参

蜜炙黄芪

炒酸枣仁

当归

蜜炙甘草

茯苓

木香

麸炒白术

龙眼肉

去心甘草炙远志

人参归脾丸和归脾丸的区别在于药物组成不同，前者用人参，后者用党参，人参比党参补气的作用更强。

月经过少、闭经，虚者补之，实者泻之

月经过少、闭经，此类月经不调多由多囊卵巢综合征、高催乳素血症、人流术后宫腔粘连、卵巢储备功能下降、卵巢功能早衰等所致。

❖ 月经过少、闭经，病机繁多范围广

多囊卵巢综合征是以不规律月经、持续性无排卵、高雄激素血症和或胰岛素抵抗为重要特征的多病因内分泌综合征。高催乳素血症的临床特征为月经紊乱、不育、溢乳、头痛等。人流术后宫腔粘连表现为人流术后月经量明显减少。卵巢储备功能下降会导致月经过少及卵巢功能早衰，可能引起继发闭经。这些情况都属于中医"月经过少、闭经"范畴。

此类疾病的病机可概括为"虚""寒""瘀""痰"，临床证型很多，例如肾虚精亏、气血亏虚、气虚血瘀、肝郁气滞、胞宫虚寒等。治疗重在调整月经周期，增加经量，补肾填精兼活血通经，按"虚者补之，实者泻之"的原则分别施治。调经中成药经期及非经期均可服用，疗程一般为 3 个月。

一次月经正常出血量为50~80毫升，月经期为3~7天。只要在这段时间内，总的月经量超过50毫升，都不能算月经过少。

以一片日用240毫米的卫生巾为例，经血完全浸湿卫生巾的量约为20毫升，经血占卫生巾1/3的量为5~7毫升。女性朋友可以根据自己经期卫生巾的使用量预估出血量，做到心中有数。

◈ 肾虚精亏证，用妇科再造丸

月经不调肾虚精亏证的主要特征为月经周期延后，或量少渐至闭经，色暗淡，质清稀，或带下清稀；患者腰膝酸软，常足跟痛，头晕耳鸣，面色晦暗，小腹冷，夜尿多，或第二性征发育不良，舌质淡、舌苔薄白等。

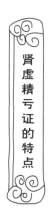

肾虚精亏证的特点

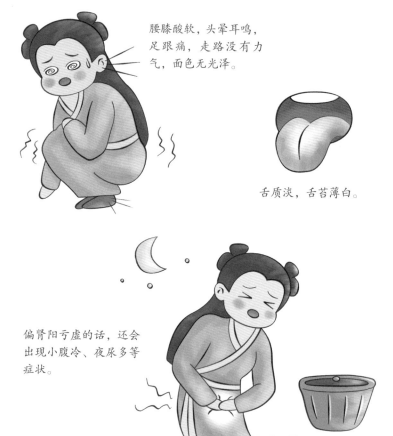

腰膝酸软，头晕耳鸣，足跟痛，走路没有力气，面色无光泽。

舌质淡，舌苔薄白。

偏肾阳亏虚的话，还会出现小腹冷、夜尿多等症状。

治疗此证需要补肾益气、调理冲任，常用中成药为妇科再造丸。全方能养血调经、补益肝肾、暖宫止痛，适用于月经先后不定期、月经减少、痛经、带下异常、带经日久等。

❖ 气血亏虚证，用八珍益母胶囊

月经不调气血亏虚证的主要特征为月经周期延后，经量素少或渐少，渐至闭经，色淡红，质清稀；患者或小腹绵绵作痛，或头晕眼花，心悸少寐，面色少华或萎黄，舌质淡红等。

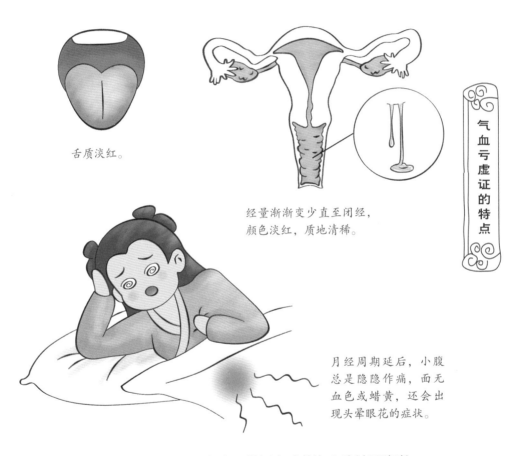

舌质淡红。

经量渐渐变少直至闭经，颜色淡红，质地清稀。

月经周期延后，小腹总是隐隐作痛，面无血色或蜡黄，还会出现头晕眼花的症状。

气血亏虚证的特点

治疗此证需要益气、养血、调经，常用中成药为八珍益母胶囊。全方益气养血、活血调经，适用于气血两虚兼有血瘀所致的月经不调，可改善月经周期错后、行经量少、淋漓不尽、精神不振、肢体乏力、头晕心慌等症状。

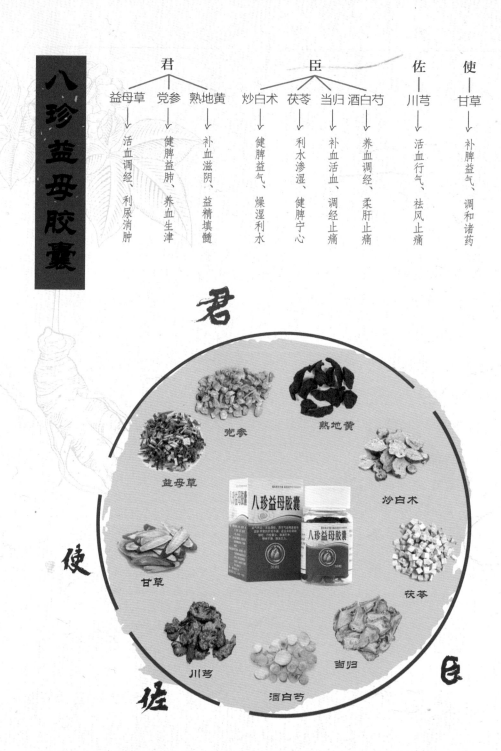

君
├ 益母草 → 活血调经、利尿消肿
├ 党参 → 健脾益肺、养血生津
└ 熟地黄 → 补血滋阴、益精填髓

臣
├ 炒白术 → 健脾益气、燥湿利水
├ 茯苓 → 利水渗湿、健脾宁心
├ 当归 → 补血活血、调经止痛
└ 酒白芍 → 养血调经、柔肝止痛

佐
└ 川芎 → 活血行气、祛风止痛

使
└ 甘草 → 补脾益气、调和诸药

君

党参　熟地黄

益母草　　炒白术

甘草　　　　八珍益母胶囊　　　茯苓

使　　　　　　　　　　　　臣

川芎　　当归

酒白芍

佐

八珍益母胶囊是用四物汤(当归、川芎、白芍、熟地黄)和四君子汤(人参、茯苓、白术、甘草)加益母草并改人参为党参而成，对于气血两虚所致的月经不调有一定疗效。此药和乌鸡白凤丸联合使用，可增强补气血的作用。

❖ 胞宫虚寒证，用艾附暖宫丸

月经不调胞宫虚寒证的主要特征为月经周期延后，量少，色淡，质清稀，或渐至月经停闭；患者小腹隐痛，喜暖喜按，腰酸无力，小便清长，舌质淡、舌苔白等。

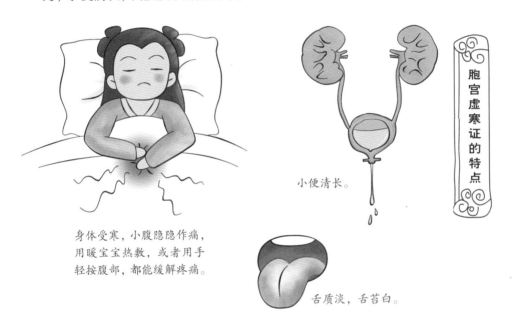

身体受寒，小腹隐隐作痛，用暖宝宝热敷，或者用手轻按腹部，都能缓解疼痛。

小便清长。

舌质淡，舌苔白。

胞宫虚寒证的特点

治疗原则为扶阳、祛寒、调经，常用中成药为艾附暖宫丸。艾附暖宫丸可理气养血、暖宫调经，适用于子宫虚寒、月经量少、周期推迟、经期腹痛等。

· 艾附暖宫丸的配伍

君	臣				佐				
当归	炙黄芪	川芎	酒炒白芍	地黄	艾叶炭	制吴茱萸	肉桂	续断	醋香附
补血活血、调经止痛	益气补中	活血行气、祛风止痛	养血调经、柔肝止痛	清热凉血、养阴生津	温经止血、散寒止痛	散寒止痛、助阳止泻	散寒止痛、温痛经脉	补肝肾、止崩漏	疏肝解郁、调经止痛

每月一痛难忍受，分型根治有妙招

痛经是妇科常见症状之一，指的是女性在经行前后或经期出现下腹部疼痛，或连及腰脊，甚至疼至昏倒，患者伴有头晕、头痛、恶心、呕吐等症状。疾病随月经周期而持续发作，因此被称为"痛经"。

◈ 通调气血，辨别寒热虚实是关键

痛经以"疼痛"为主，病机主要是气血运行不畅。古代医家说"痛则不通，通则不痛"，因此治疗痛经应以"通"为主。所谓"通"，就是根据不同的疼痛原因，采用不同的治法通调气血。古人有虚得补而通之、实得行而通之、寒得温而通之、热得清而通之的说法。但应当注意的是，在气血俱虚的情况下，要寓通于补，而不可全补。由此看来，通调气血是治疗痛经的大法，而辨别寒热虚实是治疗痛经的关键。只有辨证分型正确，选择药物正确，治疗才能奏效。

导致痛经的原因很多，日常生活中常见的有三种类型，即气滞血瘀型、寒凝血滞型、气血虚弱型。

痛经的类型	气滞血瘀型
	寒凝血滞型
	气血虚弱型

❖气滞血瘀型痛经，用元胡止痛胶囊

气滞血瘀型痛经的主要症状为经前或经期小腹胀痛、拒按，腹痛如针刺样，月经量少，月经颜色暗或有血块，血块排出后疼痛相应缓解，伴见胁肋部和乳房胀痛，舌质紫暗有瘀斑等。

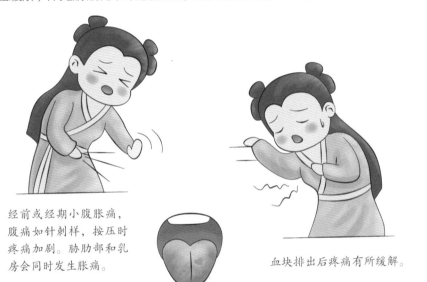

经前或经期小腹胀痛，腹痛如针刺样，按压时疼痛加剧。胁肋部和乳房会同时发生胀痛。

舌质紫暗有瘀斑。

血块排出后疼痛有所缓解。

气滞血瘀型痛经的特点

气滞血瘀型痛经，其病机即经脉阻滞而致血行不畅。因此，治疗应该以理气活血为主，首选中成药为元胡止痛胶囊。元胡止痛胶囊是痛经时常用的止痛药，止痛作用显著，作用部位广泛，作用时间持久。当然，有些女性由于气滞血瘀程度较重，为了提高疏理气机的力量，可以配合选用逍遥丸。

· 元胡止痛胶囊的配伍

君	臣
醋延胡索	白芷
活血行气止痛	祛风止痛、燥湿止带

❖ 寒凝血滞型痛经，用艾附暖宫丸

寒凝血滞型痛经的主要症状为经前或经期小腹疼痛，痛时小腹冰凉，按揉时有不适感，温敷后疼痛有所缓解，月经量少，色暗有块，舌质暗、舌苔薄白。病机属寒邪客于胞宫（子宫），经血凝滞而致血行不畅，选方可用艾附暖宫丸。

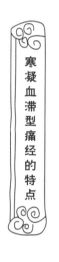

寒凝血滞型痛经的特点

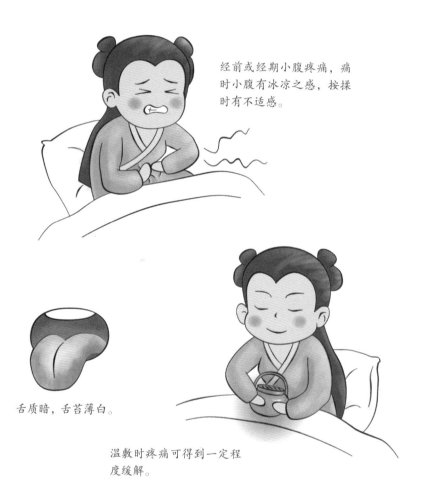

经前或经期小腹疼痛，痛时小腹有冰凉之感，按揉时有不适感。

舌质暗，舌苔薄白。

温敷时疼痛可得到一定程度缓解。

艾附暖宫丸（详见第223页）可理气养血、暖宫调经，适用于子宫虚寒、寒凝血滞型痛经。

❖ 气血虚弱型痛经，用八珍丸

气血虚弱型痛经的主要症状为经前、经期或经后小腹隐隐作痛，喜暖喜按，月经量少，色淡质稀；患者四肢不温，面色苍白、口唇色淡，舌质淡、舌苔薄白。病机属气血虚弱，血海空虚而致胞脉失养。

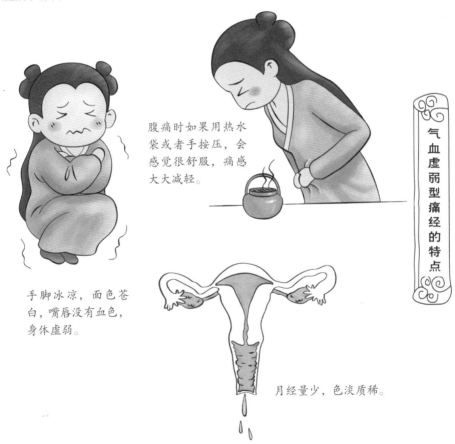

腹痛时如果用热水袋或者手按压，会感觉很舒服，痛感大大减轻。

手脚冰凉，面色苍白，嘴唇没有血色，身体虚弱。

气血虚弱型痛经的特点

月经量少，色淡质稀。

对于气血虚弱型痛经，为了临时止痛，可以使用元胡止痛胶囊（详见第225页）。但是，仅仅止痛无法改变气血虚弱的局面。想要根治气血虚弱型痛经，需要解决气血两虚的状况，即运用气血双补的办法，可选用中成药八珍丸。

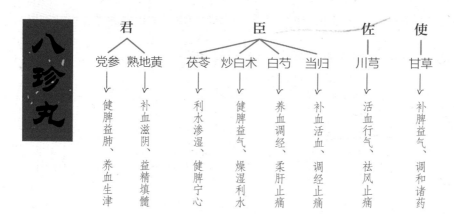

八珍丸

君 ┐
党参 → 健脾益肺、养血生津
熟地黄 → 补血滋阴、益精填髓

臣 ┐
茯苓 → 利水渗湿、健脾宁心
炒白术 → 健脾益气、燥湿利水
白芍 → 养血调经、柔肝止痛
当归 → 补血活血、调经止痛

佐 ┐
川芎 → 活血行气、祛风止痛

使 ┐
甘草 → 补脾益气、调和诸药

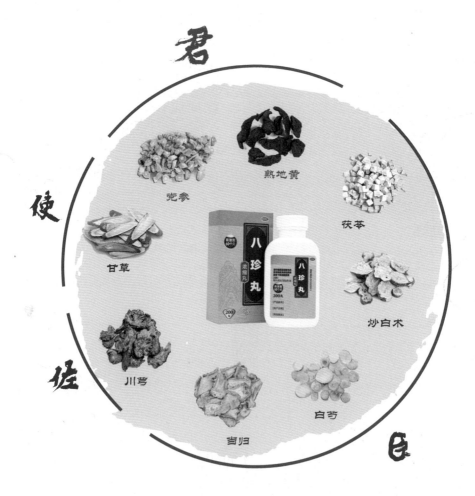

君

党参　熟地黄　茯苓

甘草　　八珍丸　　炒白术

川芎　当归　白芍

使　佐　臣

八珍丸和八珍益母丸均有补气养血之功，八珍益母丸比八珍丸多了一味益母草，可以补新血而不留瘀滞，行瘀血而不伤新血，增强了益气养血之功。

更年期间症状多，滋补肾阴来应对

更年期是指女性从生殖年龄过渡到老年的阶段。在此阶段，由于性激素波动或减少所致的一系列生理及心理症状被称为更年期综合征。主要病因为卵巢功能衰退，雌激素分泌减少，对下丘脑－垂体系统的负反馈减弱，致使促性腺激素分泌增多。近期主要表现为月经紊乱、烘热汗出的血管舒缩症状，心悸、眩晕、头痛、失眠、耳鸣等自主神经功能失调症状，以及心烦易怒、焦虑、抑郁、记忆力下降等精神症状。远期主要表现为骨质疏松，心血管病变，阿尔兹海默症(*老年性痴呆*)，免疫功能低下，及阴道干燥、性交困难、反复阴道感染、反复尿路感染等泌尿生殖系统症状。

◈ 更年期综合征，治疗肾阴虚是核心

更年期综合征的核心问题出在肾，临床表现主要是肾阴虚的症状。肾阴虚多由久病耗伤，或禀赋不足，或房劳过度，或过服温燥劫阴之品所致。肾阴以肾中精气为物质基础，对各脏腑组织起着滋养和濡润的作用，与肾阳相互为用，共为人体生命活动之本。肾阴充足，则全身之阴皆充盈；肾阴衰，则全身之阴皆衰。长期肾阴虚还会蔓延成为肾阴阳两虚。

◈轻中度更年期综合征，用坤泰胶囊

轻中度更年期综合征，症见潮热面红、自汗盗汗、手足心热、心烦不宁、失眠多梦，头晕耳鸣，腰膝酸软。

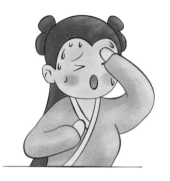

轻中度更年期综合征的特点

头晕耳鸣，睡眠不好，经常性失眠，睡着后梦多。

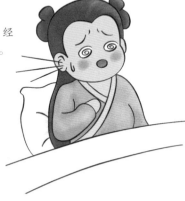

面部发红，白天会出汗，晚上睡觉时也会频繁出汗，睡眠受很大影响。

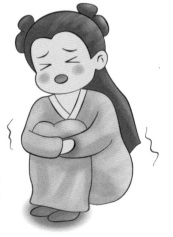

腰部和膝部酸软无力，手足心有发热的感觉，但体温并不高。

治疗轻中度更年期综合征，推荐的中成药为坤泰胶囊。全方滋阴清热、安神除烦，适用于绝经期前后诸证阴虚火旺者，卵巢功能衰退更年期综合征见上述"症见"者。服药疗程相对较长，以3个月为基础疗程。在缓解更年期不适症状方面，坤泰胶囊不良反应发生率较低。

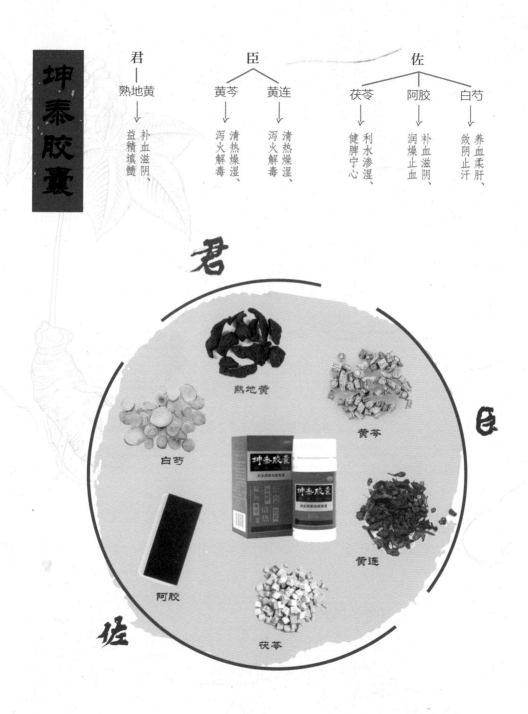

坤泰胶囊

君
熟地黄
→
补血滋阴、
益精填髓

臣
黄芩
→
清热燥湿、
泻火解毒

黄连
→
清热燥湿、
泻火解毒

佐
茯苓
→
利水渗湿、
健脾宁心

阿胶
→
补血滋阴、
润燥止血

白芍
→
养血柔肝、
敛阴止汗

君

臣

佐

熟地黄

黄芩

白芍

黄连

阿胶

茯苓

中医讲究辨证论治，使用坤泰胶囊治疗更年期综合征，若6个月及以上用药不变，则会影响治疗效果。患者应及时就诊，根据临床表现及具体证候，遵医嘱及时调整用药。

❖ 更年期失眠，用灵莲花颗粒

除了坤泰胶囊，另一款中成药灵莲花颗粒也可用于治疗轻中度更年期综合征，尤其是出现以失眠为主的症状，伴潮热、烦躁，证属肾阴虚者。

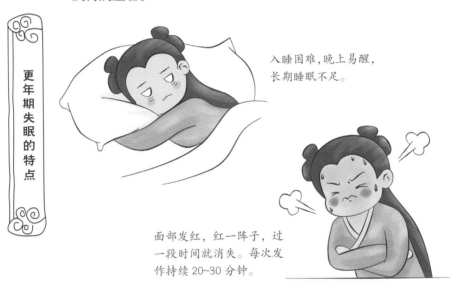

更年期失眠的特点

入睡困难，晚上易醒，长期睡眠不足。

面部发红，红一阵子，过一段时间就消失。每次发作持续 20~30 分钟。

灵莲花颗粒具有养阴安神、交通心肾的功效，适用于绝经期综合征属心肾不交者，除了一般的更年期不适症状，灵莲花颗粒治疗更年期失眠的疗效较突出，一般以 3 个月为一个疗程。

· 灵莲花颗粒的配伍

君	臣			佐			使
乌灵菌粉	栀子	女贞子	墨旱莲	百合	益母草	远志	玫瑰花
养心安神、补肾健脑	泻火除烦、清热凉血	滋补肝肾、明目乌发	滋补肝肾、凉血止血	清心安神、养阴润肺	活血调经	安神益智、交通心肾	行气解郁、和血止痛

拾叁·小儿用中药，选对了很安全

小儿湿疹痒难忍，除湿止痒可心安

小儿夜啼惊难眠，治在脾寒与心火

挑食、厌食、长不高，脾胃虚弱及时调

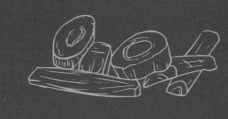

小儿湿疹痒难忍，除湿止痒可心安

湿疹是一种常见的炎症性、瘙痒性皮损，多呈对称性分布，其特点是皮损部位出现红斑、丘疹，多具有显著的渗出倾向，有明显瘙痒，转为慢性后则表现为局部皮损粗糙肥厚、脱屑、苔藓样变。湿疹反复发作，影响小儿身心健康。

◈ 小儿脾常不足，除湿很重要

小儿湿疹发病率高于成人，为10%~20%。现代医学研究显示，湿疹的病因和发病机制非常复杂，涉及人体内外多种因素。中医称湿疹为湿疮、浸淫疮、湿癣、四弯风等，认为其发作主要有以下两个原因。

禀赋不耐：西医称为遗传因素，也就是人们常说的体质因素。体质属脾胃虚弱，则易酿生湿热，搏于肌肤，发为湿疹。

饮食不节：过食辛辣鱼腥动风之品（俗称"发物"），损伤脾胃功能，脾失健运，导致湿热内生，又外感风邪，风、湿、热搏结皮肤，发为湿疹。

中医认为，小儿"脾常不足"。脾主运化，运化不及则体内容易留滞湿邪，为湿疹发病埋下"祸根"。由此可见，治疗小儿湿疹，"除湿"是关键。

❖ 小儿湿疹，用消风止痒颗粒

消风止痒颗粒具有除湿止痒、消风清热的功效，是治疗小儿湿疹的代表中成药。方中荆芥、防风、蝉蜕能祛风止痒，又因"风药能胜湿"，故三味药也有除湿的作用；配合炒苍术、甘草，能健脾和中、除湿；木通利尿通淋，重在祛湿；石膏清气分之热，地骨皮清血分之热；亚麻子、当归、地黄则能润燥、养血祛风。中医常言，"治风先治血，血行风自灭"，故养血、活血可以达到祛风的目的，还有修复皮损的作用，因"血主濡之"，养血可以润肤。以上诸药相合，共奏除湿清热、祛风止痒、养血润燥之功，达到清除湿疹的目的。

· 消风止痒颗粒的配伍

君			臣				佐			使
荆芥	防风	蝉蜕	炒苍术	地黄	石膏	地骨皮	亚麻子	当归	木通	甘草
解表散风、透疹消疮	祛风解表、胜湿止痛	疏散风热、利咽透疹	燥湿健脾、祛风散寒	清热凉血、养阴生津	清热泻火、除烦止渴	清肺降火、凉血除蒸	养血祛风、润燥通便	补血活血	利尿通淋、清心除烦	清解热毒、调和诸药

小儿湿疹外用涂抹药，推荐炉甘石洗剂

有些家长担心内服药会损伤孩子的身体，其实只要用药对症，短期内使用是没有问题的。如果湿疹范围比较小，也可以使用外用药，局部涂抹，起效较快。推荐使用炉甘石洗剂。

❀ 小儿湿疹伴肝火上逆、湿热下注，用龙胆泻肝丸

　　如果小儿除有湿疹表现，还伴有胁痛、口苦、目赤、耳聋，或小便淋漓涩痛、阴肿阴痒等肝火上逆、湿热下注之证，就可以改用龙胆泻肝丸（详见第210页）。

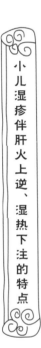
小儿湿疹伴肝火上逆、湿热下注的特点

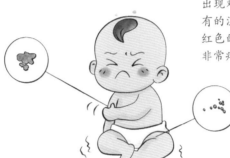

小儿两侧面颊、额部、眉间等区域出现对称性红斑、丘疹、丘疱疹。有的湿疹流出黄色的黏水，有的是红色的斑疹。小儿忍不住会去挠，非常痒，皮肤很容易被挠破。

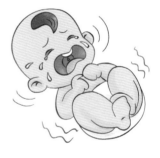

小儿火气大，导致面色青黄，胁肋部疼痛，疼得总哭，吃东西胃口不佳，挑食。小便时疼痛哭闹，阴囊及大腿内侧可见红色皮疹，有渗出液，瘙痒难忍。

　　龙胆泻肝丸具清肝胆、利湿热之功，湿热一去，湿疹便能自愈。但本方药物苦寒、清热利湿之用较强，为避免误用或过用损伤小儿阳气，建议在专业中医师的指导下服用。

小儿夜啼惊难眠，治在脾寒与心火

婴幼儿白天安静，夜里哇哇直哭，中医将这种情况称为小儿夜啼。小儿夜啼，不是因为伤心，而是因为难受。寒则痛而啼，热则烦而啼，惊则神不安而啼。小儿晚上哭闹不停，常见原因是寒、热、惊，即脾寒、心热、惊恐。

❖ 脾寒腹痛夜啼，用良附丸和四磨汤口服液

小儿脾寒的常见特征为面色多青白，啼哭时声音偏低，时哭时止，喜欢蜷曲而睡，腹部喜温暖、按摩，四肢欠温，胃纳欠佳，大便经常溏薄。夜啼主要是因为腹痛，腹痛缓解后啼哭即减弱，所以时哭时止。正如明代医家薛铠在《保婴撮要·夜啼》中所说："夜属阴，阴胜则脾脏之寒愈盛；脾为至阴，喜温而恶寒，寒则腹中作痛，故曲腰而啼。"可见，小儿夜啼不是因为伤心，而是因为脾寒气滞而腹痛，孩子有苦说不出，只好靠哭来表达。

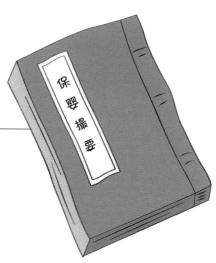

《保婴撮要》是明代医家薛铠编撰、薛己增补的儿科著作，书中不仅介绍了丰富的治法，还收载了大量的儿科医案，是一部理论与实践相结合的重要儿科著作，具有较高的学术价值。

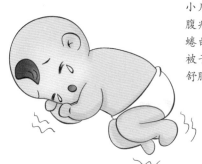

小儿脾寒，则胃肠痉挛导致腹痛反复发作，睡觉时总是蜷曲着，四肢发凉，如果有被子温暖腹部，小儿会觉得舒服很多。

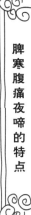
脾寒腹痛夜啼的特点

啼哭时哭声低弱，哭一会儿，停一会儿，反反复复。

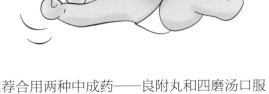

　　小儿脾寒腹痛推荐合用两种中成药——良附丸和四磨汤口服液（详见第140页）。良附丸中的高良姜温胃散寒，醋香附理气止痛。

· 良附丸的配伍

醋香附	高良姜
疏肝解郁、理气止痛	温胃止呕、散寒止痛

　　四磨汤口服液中的乌药温肾散寒，配合良附丸中的高良姜，加强了温中散寒的功效。而木香、枳壳、槟榔均能行气止痛，与良附丸中的醋香附相合，可显著增强止痛之效。腹痛解除了，小儿自然安然入睡，不再夜半啼哭。

❖ 心火过旺夜啼，可选小儿导赤片、王氏保赤丸

小儿心火过旺也会夜啼，其表现为哭声较响，开灯后哭得更厉害，哭时面色、唇色发红，孩子情绪烦躁，小便短赤、大便秘结，舌尖红等。

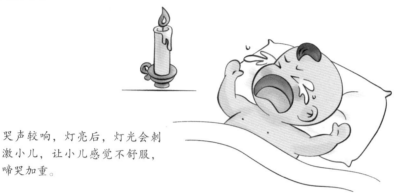

哭声较响，灯亮后，灯光会刺激小儿，让小儿感觉不舒服，啼哭加重。

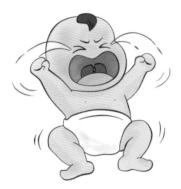

哭的时候面色、唇色、舌尖发红，情绪烦躁。

治疗该类型夜啼可选用小儿导赤片。方中栀子、木通能清心泻火，是清心泻火的主要药物；滑石、茯苓合用能清热利尿，引热从小便而解；大黄泻热通便，可改善火热造成的机体阴液损伤；佐以地黄滋阴，甘草清热和中、调和诸药。各药相合，共奏清心泻火、利尿通便之功，适用于小儿心火过旺夜啼。

· 小儿导赤片的配伍

君	臣				佐	使
栀子	茯苓	大黄	滑石	木通	地黄	甘草
泻火除烦、清热利湿	利水渗湿、健脾宁心	清热泻火、泻下攻积	清热解暑、利尿通淋	利尿通淋、清心除烦	清热凉血、养阴生津	清热解毒、调和诸药

此外，还有一种经典中成药也可以选用，那就是王氏保赤丸。王氏保赤丸对小儿心火旺盛造成的夜啼、发热、抽搐等均有疗效。6个月以内的婴儿每次5丸，6~24个月的小儿每超过1个月增加1丸，2~7岁的小儿每超过半岁增加5丸。轻症一日1次，重症一日2次或遵医嘱。需要注意的是，该药方中含有巴豆霜、朱砂等烈性药，因此不能长期服用，症状显著改善之后就应停药。

· 王氏保赤丸的配伍

君		臣		佐			
黄连	大黄	川贝母	制天南星	朱砂	姜淀粉	荸荠粉	巴豆霜
清热燥湿、泻火解毒	清热泻火、泻下攻积	清热润肺	燥湿化痰、祛风止痉	清心镇惊、安神明目	健运脾阳、温胃暖中	清热化痰消积	峻下冷积、豁痰利咽

❖ 小儿受惊夜啼，用孔圣枕中丸

除了脾寒与心热，受惊也会引起小儿夜啼。中医认为"心藏神"，而小儿神气怯弱，忽然看见异常的事物，或听见特异的声响，就会受到惊吓，损伤心神，发生夜啼。小儿受惊夜啼大多表现为夜间突然啼哭，神情不安，呈惊恐貌，紧偎着成人，面色忽青忽白，哭声时高时低等。

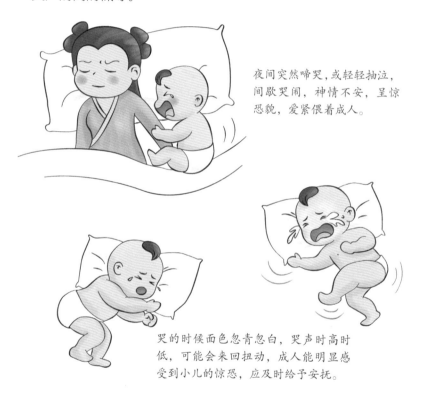

夜间突然啼哭，或轻轻抽泣，间歇哭闹，神情不安，呈惊恐貌，爱紧偎着成人。

小儿受惊夜啼的特点

哭的时候面色忽青忽白，哭声时高时低，可能会来回扭动，成人能明显感受到小儿的惊恐，应及时给予安抚。

治疗小儿受惊夜啼可选用孔圣枕中丸。孔圣枕中丸即《备急千金要方》中的孔子大圣知枕中方，原方本是用来治疗心肾不交造成的读书善忘。方中远志、龙骨、石菖蒲都具有安神定惊的功效，龟甲益肾滋阴，可防"惊恐伤肾"。诸药合用，小儿心神得安，夜啼自止。

挑食、厌食、长不高，脾胃虚弱及时调

小儿不肯吃饭、挑食、厌食，令多少家长头痛不已、焦虑非常。当然，从医学角度看，家长的焦虑并非多余，因为营养元素摄入不足会导致小儿营养不良，严重影响小儿的生长发育。因此，小儿的饮食问题应当得到足够的重视和关注。

❖孩子挑食、厌食，多因脾胃不和

中医认为，脾五行属土，是人的后天之本，主运化，对应于人体就是消化系统，食物的消化、营养的吸收和转运等都离不开这个系统。"脾和则口能知五味"，可见小儿吃饭不香、挑食、厌食，与脾胃功能紊乱有关。

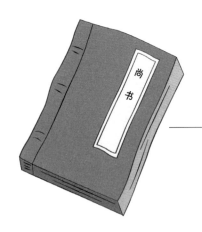

《尚书·洪范》中说："土爰稼穑。"意思是万物的生长、受纳、承载、化生等过程，都和土密切相关。

在临床上，脾胃不和因证候偏于虚或偏于实的不同，大致可分为两种证型：脾运失健和脾胃气虚。

◈脾运失健型挑食、厌食，用健胃消食片

脾运失健型挑食、厌食多表现为厌恶进食、饮食乏味、食量减少，或脘腹胀满、嗳气酸馊、腹痛泄泻、大便腐臭且夹不消化食物、睡眠不宁等。这种证型类似于胃肠食积证，可选用健胃消食片进行治疗。

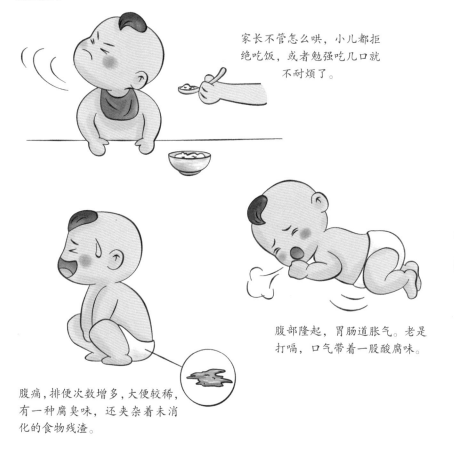

家长不管怎么哄，小儿都拒绝吃饭，或者勉强吃几口就不耐烦了。

腹部隆起，胃肠道胀气。老是打嗝，口气带着一股酸腐味。

腹痛，排便次数增多，大便较稀，有一种腐臭味，还夹杂着未消化的食物残渣。

健胃消食片主要作用是消食化滞、健脾和胃。其中太子参益气健脾，山楂、炒麦芽消食健胃、助运化积，山药补脾养胃，配合陈皮理气健脾，可有效消除脘腹胀满、嗳腐吞酸等症状。

·健胃消食片的配伍

君	臣		佐	
太子参	山楂	炒麦芽	陈皮	山药
益气健脾、生津润肺	消食健胃、行气散瘀	行气消食、健脾开胃	理气健脾、燥湿化痰	补脾养胃、生津益肺

❖ 脾胃气虚型挑食、厌食，用参苓白术丸、龙牡壮骨颗粒

脾胃气虚型挑食、厌食大多表现为不思进食、食不知味、食量减少，孩子形体偏瘦、面色少华、精神萎靡、乏力气短，时有腹泻，大便溏薄并夹杂未消化的食物等。

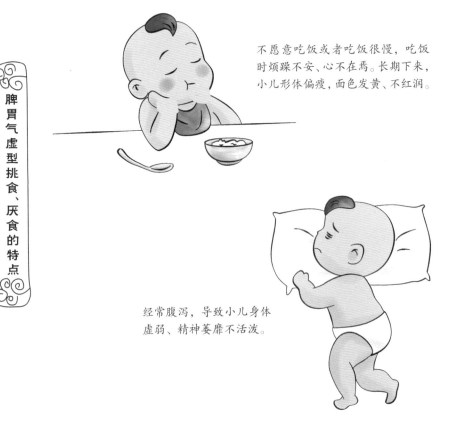

脾胃气虚型挑食、厌食的特点

不愿意吃饭或者吃饭很慢，吃饭时烦躁不安、心不在焉。长期下来，小儿形体偏瘦，面色发黄、不红润。

经常腹泻，导致小儿身体虚弱、精神萎靡不活泼。

对于脾胃气虚型挑食、厌食，根据"虚则补之"的原则，治疗方药中必须含有补气药物，推荐中成药为参苓白术丸（详见第161页）。方中人参、山药、麸炒白术、甘草益气健脾，为君药；莲子、炒白扁豆健脾益阴，为臣药；茯苓、炒薏苡仁利水渗湿，砂仁化湿开胃，为佐药；桔梗可令脾胃之气上浮，补土生金以保肺气，为使药。君臣佐使相合，适用于体倦乏力、食少便溏等厌食的小儿。

如果挑食、厌食的小儿既表现出乏力气短、精神不振等典型的气虚症状，又有脘腹胀满、嗳气酸馊等食积的证候，对这种虚实夹杂的情况，应根据"虚则补之，实则泻之"的原则，合用参苓白术丸和健胃消食片。参苓白术丸补气健脾，健胃消食片消食导滞，补泻同用，双管齐下。

如果小儿长期厌食、挑食，已经出现发育不良、形体偏瘦、虚汗过多等症状，还可以使用龙牡壮骨颗粒。

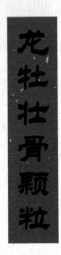

龙牡壮骨颗粒

君

龙骨 → 镇惊安神、平肝潜阳
煅牡蛎 → 重镇安神、潜阳补阴

臣

黄芪 → 益气补中
党参 → 养血益肺、健脾益肺生津
炒白术 → 健脾益气、燥湿利水
山药 → 补脾养胃、生津益肺
茯苓 → 健脾宁心、利水渗湿

佐

醋龟甲 → 益肾强骨、滋阴潜阳
山麦冬 → 养阴生津、润肺清心
醋南五味子 → 益气生津、补肾宁心、收敛固涩
炒鸡内金 → 健胃消食

使

甘草 → 补脾益气、调和诸药
大枣 → 补中益气、养血安神

其他

乳酸钙　维生素D$_2$　葡萄糖酸钙

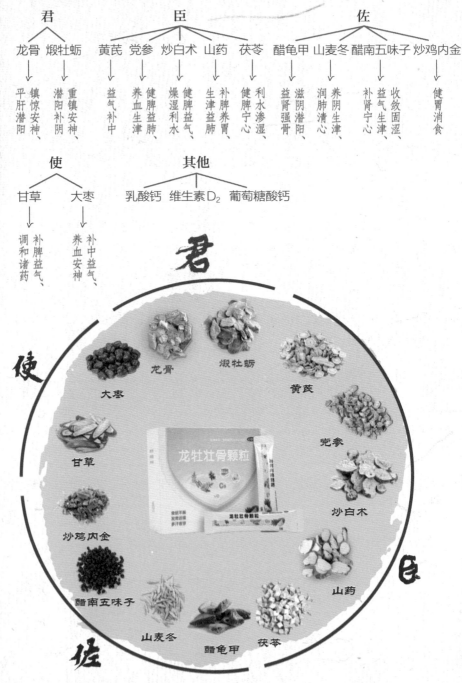

龙牡壮骨颗粒具有健脾和胃、强筋壮骨等作用,既可以调理小儿脾胃功能,又可以改善小
儿发育不良等症状。